Mabrouk Bahloul
Anis Chaari
Mounir Bouaziz

Les embolies pulmonaires post-traumatiques en réanimation

Mabrouk Bahloul
Anis Chaari
Mounir Bouaziz

Les embolies pulmonaires post-traumatiques en réanimation

Embolie Pulmonaire Post Traumatique

Presses Académiques Francophones

Impressum / Mentions légales
Bibliografische Information der Deutschen Nationalbibliothek: Die Deutsche Nationalbibliothek verzeichnet diese Publikation in der Deutschen Nationalbibliografie; detaillierte bibliografische Daten sind im Internet über http://dnb.d-nb.de abrufbar.
Alle in diesem Buch genannten Marken und Produktnamen unterliegen warenzeichen-, marken- oder patentrechtlichem Schutz bzw. sind Warenzeichen oder eingetragene Warenzeichen der jeweiligen Inhaber. Die Wiedergabe von Marken, Produktnamen, Gebrauchsnamen, Handelsnamen, Warenbezeichnungen u.s.w. in diesem Werk berechtigt auch ohne besondere Kennzeichnung nicht zu der Annahme, dass solche Namen im Sinne der Warenzeichen- und Markenschutzgesetzgebung als frei zu betrachten wären und daher von jedermann benutzt werden dürften.

Information bibliographique publiée par la Deutsche Nationalbibliothek: La Deutsche Nationalbibliothek inscrit cette publication à la Deutsche Nationalbibliografie; des données bibliographiques détaillées sont disponibles sur internet à l'adresse http://dnb.d-nb.de.
Toutes marques et noms de produits mentionnés dans ce livre demeurent sous la protection des marques, des marques déposées et des brevets, et sont des marques ou des marques déposées de leurs détenteurs respectifs. L'utilisation des marques, noms de produits, noms communs, noms commerciaux, descriptions de produits, etc, même sans qu'ils soient mentionnés de façon particulière dans ce livre ne signifie en aucune façon que ces noms peuvent être utilisés sans restriction à l'égard de la législation pour la protection des marques et des marques déposées et pourraient donc être utilisés par quiconque.

Coverbild / Photo de couverture: www.ingimage.com

Verlag / Editeur:
Presses Académiques Francophones
ist ein Imprint der / est une marque déposée de
AV Akademikerverlag GmbH & Co. KG
Heinrich-Böcking-Str. 6-8, 66121 Saarbrücken, Deutschland / Allemagne
Email: info@presses-academiques.com

Herstellung: siehe letzte Seite /
Impression: voir la dernière page
ISBN: 978-3-8381-7186-9

Les embolies pulmonaires post-traumatiques en réanimation

Mabrouk Bahloul-Anis Chaari-Mounir Bouaziz

Service de Réanimation médicale CHU Habib Bourguiba Route el Ain Km 1 3029 Sfax Tunisie.

Correspondance to:

Dr   Mabrouk Bahloul.

Professeur Agrégé, Service de Réanimation médicale

Hôpital Habib Bourguiba Route el Ain Km 1   3029 Sfax   Tunisie.

Tel: 0021698698267

Fax: 0021674243427

E-mail: bahloulmab@yahoo.fr

INTRODUCTION

Les complications thromboemboliques sont fréquentes chez les patients hospitalisés en réanimation. L'embolie pulmonaire (EP) est la complication la plus redoutable de la maladie thromboembolique veineuse. Il s'agit d'une complication grave dont la survenue met en jeu le pronostic vital et augmente significativement le coût d'hospitalisation.

Cette complication est fréquente chez les patients polytraumatisés. En effet, d'une part, ces patients rassemblent des contre indications à l'anticoagulation préventive dès leur admission. D'autre part, c'est une population à haut risque thromboembolique et il n'y a pas à ce jour de consensus concernant le délai d'introduction de l'anticoagulation préventive chez ces patients.

Enfin, l'embolie pulmonaire est rarement étudiée chez les polytraumatisés hospitalisés en réanimation et, à notre connaissance, elle n'a jamais été étudiée en Tunisie.

Pour toutes ces raisons, il nous a paru intéressant de réaliser cette étude dans le but de :

♦ Etudier la fréquence et le délai d'installation de cette pathologie ;

♦ Déterminer les facteurs de risque et détailler les caractéristiques physiopathologiques des patients polytraumatisés qui ont développé une EP ;

♦ Dégager les caractéristiques cliniques de l'embolie pulmonaire chez les polytraumatisés ;

♦ Détailler les moyens diagnostiques et la prise en charge thérapeutique.

♦ Proposer une démarche diagnostique et thérapeutique (préventive et curative)

PATIENTS ET METHODES

1- POPULATION ETUDIEE

Nous avons réalisé une étude rétrospective, sur une période de 4 ans (01/01/2005 au 31/12/2008) dans le service de réanimation médicale du CHU Habib Bourguiba de Sfax.

Cette étude porte sur les dossiers médicaux de 34 polytraumatisés qui ont présenté une embolie pulmonaire confirmée par un angioscanner spiralé ou par une scintigraphie ventilation/perfusion.

2- PARAMETRES ETUDIES

Pour chaque patient inclus dans notre étude, nous avons recueilli le jour de l'admission en réanimation et le jour du diagnostic de l'embolie pulmonaire les données suivantes :

2.1- Paramètres épidémiologiques

2.1.1- Age

2.1.2- Sexe

2.1.3- Antécédents pathologiques.

2.1.4- Provenance (service d'origine)

2.1.5- Scores de gravité

2.1.5.1- Le Simplified Acute Physiology Score II (SAPS II) [135]

Le SAPS II a été déterminé en prenant les valeurs les plus péjoratives pendant les 24 premières heures.

2.1.5.2- Injury severity score: ISS [151]

C'est un indice de gravité spécifique pour les polytraumatisés. Il attribue une valeur à chaque zone atteinte du corps.

Les valeurs les plus péjoratives (une valeur pour chaque zone) sont élevées au carré et leur somme constitue l'ISS.

2.1.5.3- La classification de Knauss

L'état de santé antérieur est apprécié par la classification de Knauss :

A : Activité normale

B : Limitation modérée de l'activité

C : Limitation importante de l'activité

D : Patient grabataire

2.1.6- Catégorie de l'admission

- Catégorie médicale : Le patient n'a pas été opéré pendant son séjour
- Catégorie chirurgicale : Le patient a été opéré pendant son séjour indépendamment de la pathologie qui a justifié l'hospitalisation (l'intervention est dite urgente si elle est réalisée pendant les premières 24 H d'hospitalisation et elle est programmée si elle est réalisée au delà des premières 24 H d'hospitalisation).

2.2- Parametres cliniques

2.2.1- La température.

2.2.2-Etat hémodynamiques

Pression artérielle, fréquence cardiaque, signes de cœur pulmonaire aigu, signes périphériques d'état de choc.

2.2.3- Signes de phlébite.

2.2.4-Etat respiratoire :

Fréquence respiratoire, auscultation pulmonaire, signes de lutte, cyanose, recours à la ventilation mécanique, modalités et paramètres ventilatoires.

2.2.5-Etat neurologique

➢Le niveau de conscience initial est évalué par le score de coma de Glasgow (SCG) [13]

➢Convulsions immédiates (durant les 24 premières heures).

➢Les signes de localisation : hémiplégie, hémiparésie, paralysie faciale, paraplégie, tétraplégie.

➢ Anomalies pupillaires : mydriase, anisocorie, myosis.

2.2.6- Estimation de la probabilité clinique d'embolie pulmonaire selon les scores de prédiction clinique

Les scores adoptés pour l'estimation de la probabilité clinique d'embolie pulmonaire sont les scores révisés de Genève [249] et Wells [246] (annexe 1 et 2 respectivement).

2.2.7- Délai de survenue de l'embolie pulmonaire.

2.3- *Parametres biologiques*

2.3.1- Numération de la formule sanguine (NFS)

2.3.2- Bilan d'hémostase : (TCA, TP, taux de plaquettes, D-Dimères).

2.3.3- Bilan rénal : (urée sanguine, créatininémie).

2.3.4- Glycémie.

2.3.5- Ionogramme sanguin : (natrémie, kaliémie).

2.3.6- Gaz du sang : (pH, PaO_2, $PaCO_2$, HCO_3^-, Rapport PaO_2/FiO_2).

2.3.7- Bilan hépatique : (ASAT, ALAT, Bilirubine totale, Bilirubine conjuguée).

2.4- *Agressions cerebrales secondaires d'origine systemique (ACSOS)*

- Hypoxie : $PaO_2 \leq 60$ mmHg
- Hypercapnie : $PaCO_2 > 45$ mmHg
- Hypocapnie : $PaCO_2 < 28$ mmHg
- Hyperthermie : T°>38° C
- Hyponatrémie : Natrémie < 135 mmol / l
- Hypotension artérielle : PAS < 90 mmHg chez les normo tendus, et une baisse de la PAS > 40 mmHg par rapport aux chiffres antérieurs chez les hypertendus.
- Hyperglycémie : Glycémie > 11 mmol / l
- Hypoglycémie : Glycémie < 2,8 mmol / l
- Anémie : Hb < 8,5 g / dl

2.5- Paramétres électocardiographiques

Les anomalies recherchées pour la suspicion de l'embolie pulmonaire sont : la tachycardie sinusale > 100 bat/mn, les troubles du rythme (arythmie complète par fibrillation auriculaire, tachycardie ventriculaire, tachycardie supra ventriculaire), aspect S1Q3, aspect de bloc de branche droit et les ondes « T » négatives en V1 – V2.

2.6- Parametres radiologiques et/ou échocardiographiques

2.6.1-Radiographie thoracique

Signes directs (infarctus pulmonaire) ou indirects d'embolie pulmonaire (Image d'amputation vasculaire, anomalie de la transparence pulmonaire, image d'atélectasie en bande, ascension de la coupole diaphragmatique, image alvéolaire, foyer pulmonaire, pneumothorax).

2.6.2-Résultats de la scintigraphie de perfusion ou couplée ventilation et perfusion.

La scintigraphie (avec au moins 6 incidences) est évocatrice d'embolie pulmonaire en cas d'association de défects vasculaires sans troubles ventilatoires au niveau des mêmes territoires.

2.6.3-Résultats de l'échocardiographie

L'échographie cardiaque confirme le diagnostic si elle permet la visualisation d'un thrombus au niveau des cavités droites. Elle permet d'orienter vers le diagnostic de l'embolie pulmonaire quand elle montre des signes indirects (dilatation du VD, HTAP, dyskinésie septale).

2.6.4-Résultats de l'angioscanner thoracique spiralé

L'angioscanner confirme le diagnostic s'il permet la visualisation d'un défect endoluminal au niveau de l'artère pulmonaire ou au niveau de l'une de ses branches de division.

La localisation de l'obstruction a été également précisée :

- Embolie pulmonaire proximale : L'obstacle siège au niveau du tronc de l'artère pulmonaire, d'une branche de division ou au niveau d'une branche segmentaire.
- Embolie pulmonaire distale : L'obstruction est sous segmentaire.

2.6.5-Autres examens :

Selon les circonstances, d'autres explorations radiologiques ont été analysés :

2.6.5.1- Divers examens de radiologie conventionnelle.

2.6.5.2- Imagerie cérébrale (TDM et/ ou IRM)

2.6.5.3- Imagerie Thoracique (TDM)

2.6.5.4- Imagerie abdominale et / ou pelvienne (échographie et / ou TDM)

2.6.5.5- Imagerie rachidienne (TDM et / ou IRM)

2.7- Parametres therapeutiques

2.7.1- Traitement spécifique ; Thrombolyse, anticoagulation et filtre cave.

2.7.2- Traitement non spécifique ; Traitement de lésions associées, des défaillances viscérales et des complications.

2.8- Paramètres evolutifs

2.8.1- Evolution sous traitement

2.8.1.1- Complications

2.8.1.2- Complications liées au traitement

> Hémorragie
> Thrombopénie à l'héparine
> Hématomes

2.8.1.3- Récidives emboliques

2.8.2- Infection nosocomiale [141].

2.8.3- Durée de séjour en réanimation et à l'hôpital.

2.8.4- Issue finale (dans le service de réanimation et dans l'hôpital).

2.9- Définitions

2.9.1- Le choc [16]

Le choc est une défaillance circulatoire aigue, généralisée, périphérique, entraînant la souffrance des organes dont la circulation est altérée. Sur le plan pratique, un état de choc est défini par une pression artérielle systolique inférieure à 90 mmHg chez le sujet normotendu et par une diminution de la pression artérielle par rapport à ses valeurs habituelles de 30 mmHg.

2.9.2- Le syndrome de réponse inflammatoire systémique (SIRS) [39]

Le syndrome de réponse inflammatoire systémique est une réponse systémique se manifestant par au moins deux des signes suivants :

- température > 38,3°C ou < 36°C.
- fréquence cardiaque > 90 battement/min
- fréquence respiratoire > 20 cycles/min ou PaCO2 < 32mmHg
- globules blancs > 12000/mm³ ou < 4000/mm³ ou 10% de formes immatures.

2.9.3- La coagulation intra vasculaire déssiminée (CIVD) [256]

Le diagnostic de CIVD biologique est retenu si les D-dimères sont augmentés et s'il existe un critère majeur (thrombopénie ≤ 50000 éléments / mm³ ou TP <50%) ou deux critères mineurs de consommation (thrombopénie entre 100000 et 50000 éléments/mm³ ; TP entre 50 et 65% ; fibrinogène <1g/L).

2.9.4-Infection nosocomiale [141]

C'est une infection qui s'est déclarée 48 heures après l'hospitalisation et qui n'était ni présente ni en incubation au moment de l'admission.

2.9.5- Les défaillances viscérales [13]

➢ *Une défaillance cardiovasculaire* est définie par *:*
   ♦ L'existence d'un arrêt cardiorespiratoire ;
   ♦ L'existence d'un OAP et/ou un état de choc ;
   ♦ La nécessité d'un remplissage vasculaire et/ou l'utilisation de catécholamines ;
   ♦ Une fréquence cardiaque < 50 batt/min ;
   ♦ L'existence d'une fibrillation ventriculaire ou une tachycardie ventriculaire.

➢ *Une défaillance pulmonaire* est définie par :
   ♦ Une fréquence respiratoire < 5 cycles/min ;
   ♦ La nécessité d'une ventilation mécanique ;
   ♦ L'existence d'un OAP.

➤ *Une défaillance neurologique* est définie par :

  ♦ Un état de coma avec un SCG < 8 en dehors de la sédation ;

  ♦ L'existence de convulsions.

➤ *Une défaillance hématologique* est définie par :

  ♦ Une hémoglobine < 7 g/dl ;

  ♦ Une leucocytose < 3000 éléments/mm ^{3} ;

  ♦ Une thrombopénie < 50 000 éléments/mm ^{3}.

➤ *Une défaillance hépatique* est définie par :

  ♦ Une bilirubine totale > 51 μmol/l ;

  ♦ Un chiffre de transaminases > 2 fois la normale.

➤ *Une défaillance rénale* est définie par une urée sanguine >15 mmol/l.

3- METHODOLOGIE STATISTIQUE

Dans ce chapitre nous avons analysé dans un premier temps le groupe de patients ayant une embolie pulmonaire afin de dégager leurs caractéristiques cliniques et les éléments de mauvais pronostic.

Dans un deuxième temps et dans le but de déterminer les facteurs prédictifs de la survenue d'une embolie pulmonaire, nous avons inclus un groupe de polytraumatisés n'ayant pas présenté cette complication. Les facteurs prédictifs d'une embolie pulmonaire ont été déterminés à la suite de la comparaison entre les deux groupes (avec et sans embolie pulmonaire)

4.1- Etude descriptive

L'analyse descriptive est faite pour les variables quantitatives par le calcul de moyennes et d'écarts-type et pour les variables qualitatives par le calcul de distribution de fréquences.

4.2- Etude analytique

Cette étude est faite en deux étapes :

4.2.1- Etude univariée

Le test utilisé est le test chi-deux pour la comparaison des variables qualitatives ou comparaison des fréquences.

Test de Student (analyse de variance) a été utilisé pour la comparaison des variables quantitatives ou pour la comparaison des moyennes

4.2.2- Etude multivariée

Pour l'étude multivariée, nous avons utilisé la régression logistique en incluant dans ce modèle tout les facteurs significatifs identifiés dans l'analyse univariée. La signification a été retenue pour un $p < 0,05$.

ETUDE DESCRIPTIVE

1- DONNEES EPIDEMIOLOGIQUES

1.1- Fréquence

Durant la période d'étude (01/01/2005 au 31/12/2008), 1067 polytraumatisés ont été hospitalisés au service de réanimation de Sfax. Parmi eux, 34 patients ont présenté une embolie pulmonaire soit une fréquence de 3,18 %.

1.2- Age

L'âge moyen des traumatisés été de 42 ± 16,3 ans (extrêmes 15 et 69 ans). Deux pics de fréquence ont été constatés, pour les tranches d'âges de 21 à 30 ans et de 51 à 60 ans **(Figure 1)**.

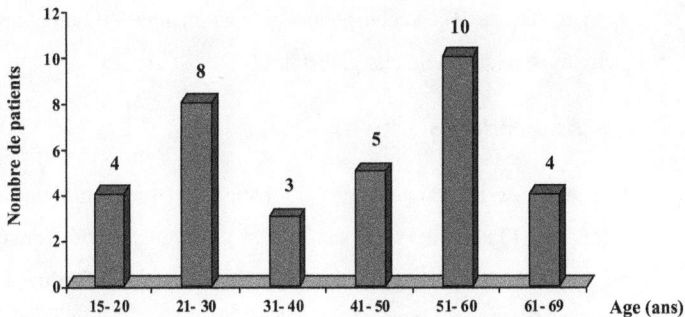

Figure n°1 : Répartition des patients selon l'âge.

1.3- Sexe

Dans notre série, une prédominance masculine a été constatée avec un sex-ratio de 3,2 (76,5% contre 23,5%). **(Figure 2).**

Masculin : 76,5%

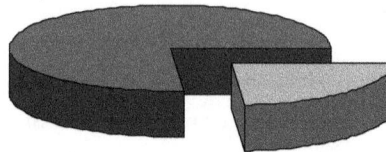

Feminin : 23,5%

Figure n°2 : Répartition des patients selon le sexe

1.4-Classification de Knauss

L'état de santé antérieur des patients a été apprécié par la classification de Knauss. Dans notre série, 31 patients (91,2%) avaient une activité normale (classe A) alors que 3 patients (8,8%) avaient une limitation modérée de l'activité (classe B). Aucun patient n'avait ni une limitation importante de l'activité physique ni un état grabataire.

1.5- Antécédents

Dans notre série, uniquement 5 patients (14,7%) ont un ou plusieurs antécédents **(Tableau I)**. Un antécédent chirurgical a été trouvé chez deux patients, il s'agit d'un cas de lithiase rénale et 1 cas d'abcès du sein.

Tableau n° I: Les Antécédents pathologiques retrouvés chez nos patients

ATCD	Nombre des patients	Pourcentage (%)
Néant	29	85,3
Chirurgical	2	5,8
Hypertension artérielle	1	2,9
Insuffisance coronaire	1	2,9
Asthme	1	2,9
Diabète	1	2,9
AVC ischémique	1	2,9
Cataracte	1	2,9

1.6- Provenance

Dans cette étude, les patients inclus ont été transférés d'autres hôpitaux dans 23,5% des cas, d'un autre service du CHU Habib Bourguiba dans 35,3% des cas. Les patients qui ont été admis directement du lieu de l'accident au service de réanimation représentent 41,2 % des cas. **(Figure 3)**.

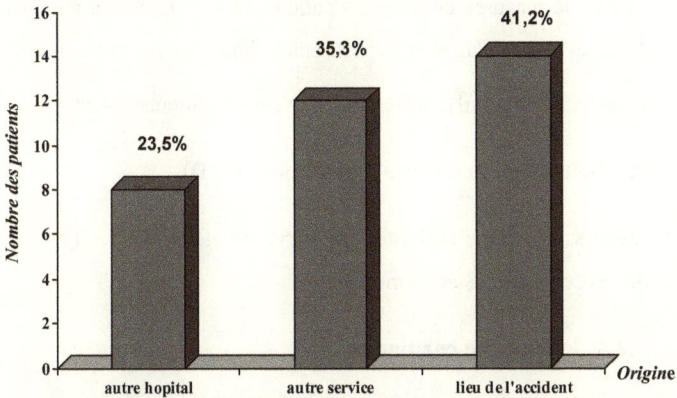

Figure 3: Répartition des patients selon la provenance

1.7 Motif d'admission en réanimation :

Dans notre série, le motif d'admission le plus fréquent a été un polytraumatisme chez 16 patients (47 %). L'admission pour traumatisme crânien isolé a été trouvée chez 15 patients (44%) et pour détresse respiratoire post traumatique chez 3 patients (9%).

2- PRESENTATION CLINIQUE A L'ADMISSION

2.1- Données de l'examen général

2.1.1-Température

La température a été prise chez tous les patients à l'admission.

La valeur moyenne a été de 37,5 ± 0,8°C avec des extrêmes allant de 36 à 39,8°C. Une température > 38°C à été observée chez 5 patients (14,7 %).

2.2-Etat hémodynamique :

2.2.1- Pression artérielle systolique (PAS)

Elle a été mesurée chez les 34 patients (100 %). Elle a été en moyenne de 112,2 ± 15,2 mmHg avec des extrêmes allant de 71 à 140 mmHg.

Une PAS < 90 mmHg a été constatée chez 5 patients (14.5%).

2.2.2-Pression artérielle diastolique (PAD)

La pression artérielle diastolique moyenne été de 67,1 ± 11,31 mm Hg avec des extrêmes de 48 et 99 mmHg.

2.2.3- Fréquence cardiaque

La fréquence cardiaque moyenne à l'admission a été de 97,4 ± 25,8 bat /min avec des extrêmes allant de 54 à 150 bat/min.

2.2.4-Etat de choc

Treize patients (38,2 %) ont présenté un état de choc le jour de leur admission en réanimation. Il s'agit d'un état de choc hypovolémique chez 10 patients (29 %), un état de choc septique chez 4 patients (11,7 %) et un état de choc cardiogénique chez 3 patients (8,8 %).

2.2.5- catécholamines

Treize patients (38,2 %) ont nécessité l'administration de catécholamines le jour de leur admission en réanimation.

2.3-Etat respiratoire

* La fréquence respiratoire (FR) a été précisée chez 11 patients (32,4 %). Elle a varié entre14 et 42 cycles /min avec une moyenne de 21 ± 8,6 cycles/min.

* Quatre patients (11,8 %) ont présenté un ou plusieurs signes de lutte respiratoire et 2 patients (5,9 %) ont été cyanosés.

* Trente deux patients (94,1 %) ont été ventilés le jour de leur admission.

2.4- Etat neurologique

2.4.1-Niveau de conscience

Le niveau de conscience a été évalué par le score de Coma de Glasgow. Il a été en moyenne de 9 ± 3,87 points avec des extrêmes allant de 3 à 15 points. Un Coma profond avec un score de Glasgow inférieur à 8 a été constaté dans 41 % des cas **(Figure 4)**.

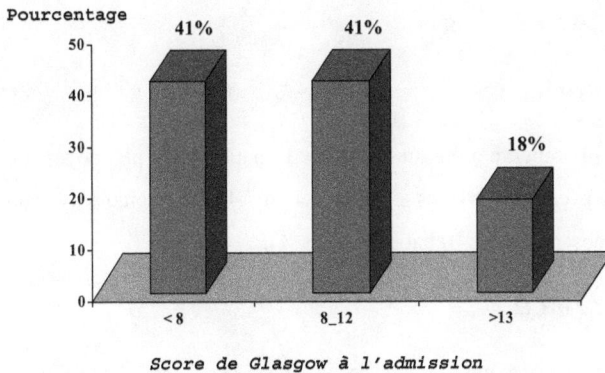

Figure n°4 : Répartition des victimes selon le score de Glasgow à l'admission en réanimation

2.4.2-Déficit moteur

Un déficit moteur a été retrouvé chez 5 patients (14,7 %) à l'admission en réanimation. Il s'agit d'une hémiparésie dans un cas (2,9 %), une hémiplégie dans 2 cas (5,8 %), une paraplégie dans un cas (2,9 %) et un cas de tétraplégie (2,9 %).

2.4.3-convulsions

Elles ont été observées chez deux patients (5,8 %).

2.4.4-Anomalies pupillaires

Les anomalies pupillaires ont été observées chez 27 patients (79,3 %) et ont été représentées par un myosis dans 23 cas (67,6 %) et une anisocorie dans 4 cas (11,7 %).

2.4.5-Ecchymose périorbitaire

L'ecchymose périorbitaire a été observée chez 4 patients (11,7 %).

2.5-Biologie à l'admission

2.5.1-Gaz du sang

2.5.1.1-pH

Le pH sanguin a été mesuré chez 33 patients. Le pH moyen a été de 7,36 ± 0,09 avec des extrêmes allant de 7,14 à 7,49. Une acidose avec un pH < 7.35 a été observée chez 10 patients (30,3 %).

2.5.1.2-HCO^-_3

La bicarbonatémie a été dosée chez 31patients. La valeur moyenne de [HCO^-_3] a été de 20,2 ± 4,5 mmol/l avec des extrêmes allant de 11,6 à 32,4 mmol/l. Une acidose métabolique avec un taux de HCO^-_3 < 22 mmol/l a été trouvée chez 22 patients (70,9 %).

2.5.1.3-PaO2/FiO2

Le rapport PaO_2/FiO_2 a été calculé chez 31 patients, il a varié entre 77 et 414 avec une moyenne de 226 ± 81. Une hypoxémie avec un rapport PaO2/FiO2 < 300 a été constatée dans 74,2 % des cas.

2.5.2-Bilan d'hémostase

2.5.2.1-Taux de prothrombine(TP)

Le TP a été dosé chez les 34 patients. La valeur moyenne du TP a été de 63 ± 15 % avec des extrêmes allant de 36 % à 98 %. Un TP < 50 % a été retrouvé chez 7 patients (20.5%)

2.5.2.2-Taux de plaquettes

Les plaquettes ont été dosées chez 33 patients. Le taux de plaquettes a varié de 89000 à 738000 élts/mm³ avec une valeur moyenne de 205212 ± 116502,3 élts/mm³. Un taux de plaquettes < 100000 élts/mm³ a été retrouvé chez 4 patients (12,1%).

2.5.2.3- CIVD

Sept patients (20,5%) ont présenté une CIVD à l'admission au service de réanimation.

2.5.3-Taux d'hémoglobine

Le taux d'hémoglobine a été dosé chez 33 patients. Il a varié de 6,3 à 15,9 g/dl avec une valeur moyenne de10,5 ± 2,51g/dl. Un taux <10 g/dl été trouvé chez 15 patients (45,4 %).

2.5.4-Reste du bilan biologique

Tableau n°II : Reste du bilan biologique à l'admission

Paramètre (seuil pathologique)	Nbre	minimum	maximum	moyenne	Ecart type	pathologique
GB (>9000 élts/mm³)	33	5600	42000	13494	6791,6	76,5%
HB (< 10 g/dl)	33	6,3	15,9	10,56	2,51	45,4 %
Urée (> 10 mmol/l)	32	3	18,17	7,27	3,7	20,5 %
Créatinine (> 120µmol/l)	33	34	130	75	23	2,9 %
Glycémie (> 8 mmol/l)	32	4,3	14,3	8	2,34	41,1 %
ASAT (> 45UI/l)	33	10	213	60	49	47 %
ALAT (> 45UI/l)	30	10	353	45	61	32,5 %
BT (> 20µmol/l)	28	3	156	27,5	27,4	53 %
BC (>20µmol/l)	7	3	39	11,6	12,3	2,9 %
Na+ (< 135 mmol/l)	33	105	151	138,3	8,10	17,6 %
K+ (< 3.5 mmol/l)	33	2,5	5,2	3,88	0,65	32,5 %

2.6- Agressions Cérébrales Secondaires d'Origine Systémique (ACSOS)

Dans notre série, 24 patients (70,6 %) ont présenté une ou plusieurs ACSOS .Il s'agit de :

➢ Hyperthermie chez 5 patients (14,7 %)

➢ Hyponatrémie chez 6 patients (17,6 %)

➢ Hypotension artérielle chez 13 patients (38,2 %)

➢ Hyperglycémie chez 4 patients (11,7 %)

➢ Hypoxémie (PaO2/FiO2<300mmHg) chez 23 patients (67,6 %)

➢ Hypercapnie (PaCO2>45mmHg) dans 4 cas (11,7 %)

➢ Hypocapnie sévère (PaCO2 <28mmHg) dans 7 cas (20,6 %)

➢ Anémie (Hb<8,5g/dl) dans 8 cas (23,5 %)

➢ Hypoglycémie dans aucun cas.

2.7-Syndrome de reponse inflammatoire systemique (SIRS)

Dix-neuf traumatisés (55,9 %) ont présenté un SIRS à leur admission en réanimation.

2.8-Défaillances viscérales

Trente et un traumatisés (91 %) ont développé au moins une défaillance viscérale le jour de l'admission en réanimation. Il s'agit de :

➢ Défaillance pulmonaire chez 18 patients (53 %).

➢ Défaillance neurologique chez 27 patients (79,5 %).

➢ Défaillance cardio-circulatoire chez 13 patients (38,5 %).

➢ Défaillance rénale chez 3 patients (8,8 %).

➢ Défaillance hépatique chez 4 patients (11,6 %).

➢ Défaillance hématologique chez un patient (2,9 %).

2.9- Radiologie

Tous les patients ont bénéficié d'une exploration radiologique en urgence à leur admission dans l'hôpital.

2.9.1-Radio thorax

Cette exploration s'est révélée normale chez 19 patients (55,9 %), alors qu'elle a été pathologique chez 15 patients (44 %).

2.9.2-TDM cérébrale

Elle a été réalisée chez 32 patients. Elle s'est révélée normale chez 4 patients (11,6 %), alors quelle a été pathologique chez 28 patients (82,3 %). Les lésions observées sont par ordre de fréquence décroissant :

* Hémorragie méningée chez 20 patients (58,8 %).

* Contusion cérébrale chez 14 patients (41,1 %).

* Hématome sous dural aigu chez 8 patients (23,5 %).

* Fracture de crâne chez 7 patients (20,6 %).

* Hématome extra dural chez 4 patients (11,8 %).

* œdème cérébral chez 4 patients (11,8 %).

* Embarrure chez 4 patients (11,8 %).

* Atteinte du tronc chez 3 patients (8,8 %).

2.9.3-TDM thoracique

Elle a été réalisée chez 13 patients (38,3 %). Elle s'est révélée pathologique chez tous les patients.

Les lésions les plus fréquentes ont été :

* Contusion pulmonaire chez 10 patients (29 %) ;

* Pneumothorax chez 3 patients (8,7 %) ;

* Hémopneumothorax chez un patient (2,9 %) ;

* Fracture costale chez 3 patients (8,7 %) ;

2.9.4-Echographie abdominale

Elle a été réalisée chez tous les patients. Elle s'est révélée pathologique chez 3 patients (8,8 %).

2.9.5-TDM abdominale

Onze patients ont eu une tomodensitométrie abdominale. L'exploration s'est révélée pathologique chez 6 patients (17,64 %). il s'agit de :

* Fracas de la rate avec un épanchement intra péritonéal de grande abondance chez 2 patients (5,9 %),

* Contusion du foie associe à une rupture du pédicule splénique chez 1 patient (2,9 %),

* Epanchement intra abdominal de moyenne abondance localisé en sous splénique chez un patient (2,9%),

* Hématome du psoas chez un patient,

* Hématome surrénalien droit chez un patient,

* Hématome péri vésical de l'espace de Retzius chez un patient.

2.9.6-Radiographie du rachis

Elle a été réalisée chez tous les patients et s'est révélée pathologique chez 11 patients (32,3 %). Les lésions ont touché le rachis cervical chez 7 patients (20,5 %), le rachis dorsal chez 4 patients (11,7 %) et le rachis lombaire chez 2 patients (2,9%).

Les lésions les plus fréquemment observées sont :

* Fracture vertébrale chez 9 patients (26,5 %)

* Tassement vertébral chez 4 patients (11,7 %)

* Pincement discal chez un patient (2,9 %)

* Luxation vertébrale C6-C7 entrainant une tétraplégie chez un patient (2,9%).

* Rectitude du rachis cervical chez un patient.

2.9.7-Radiographie du bassin

Elle a été réalisée chez tous les patients. Elle s'est révélée pathologique chez 4 patients (11,7 %). Les lésions prédominantes étaient les fractures.

2.9.8-Radiographie des membres :

Des fractures des membres ont été trouvées chez 10 patients (29,4 %).

2.9.9- Bilan lésionnel

Dans notre série, 32 patients ont présenté un traumatisme crânien (94,1 %). Ce traumatisme était isolé pour 15 patients (46,8%) alors que pour les 19 autres patients (53,2 %) d'autres lésions lui ont été associées dans le cadre d'un polytraumatisme.

Dans le sous-groupe des patients polytraumatisés, les lésions les plus observées ont été :

* Un traumatisme crânien chez 17 patients (89,5 %),

* Un traumatisme thoracique chez 13 patients (68,4 %),

* Un traumatisme abdominal chez 6 patients (31,6 %),

* Un traumatisme du rachis chez 11 patients (57,9 %),

* Une fracture du bassin chez 4 patients (21 %),

* Une ou plusieurs fractures au niveau des membres ont été trouvées chez 10 patients (52,6 %).

Les lésions les plus fréquentes étaient les fractures au niveau des membres inférieurs chez 7 patients (70 %). Le **Tableau III** montre la répartition des patients selon le nombre des lésions observées.

<u>*Tableau n°III*</u> *: Répartition des malades selon le nombre de lésions*

Nombre de lésions	Nombre de malades	Pourcentage (%)
2 lésions	7	36,8
3 lésions	7	36,8
4 lésions	2	10,5
5 lésions	1	5,3
6 lésions	2	10,6

2.10- Indices de gravité

Outre le score de Glasgow calculé à l'admission, la gravité initiale de nos patients a été évaluée par deux autres scores : L'ISS et le SAPS II.

2.10.1 – Le score ISS

Le score ISS a varié de 4 à 51 avec une valeur moyenne de 25,3 ± 11,4. Vingt cinq patients (73,5 %) ont été classés dans les groupes des traumatisés sévères avec risque vital (ISS ≥ 25). **(Figure 5)**.

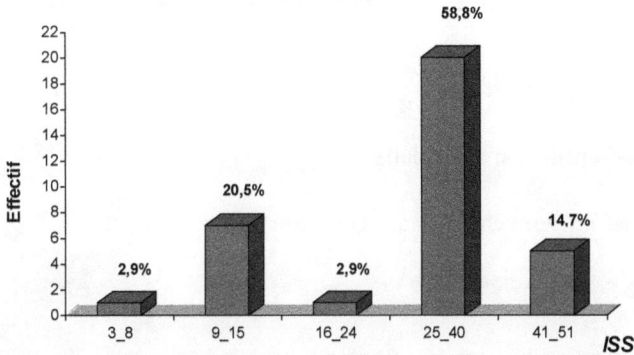

Figure n°5 : Répartition des victimes selon le l'ISS

2.10.2- Le score SAPS II

Le score SAPS II a varié entre 0 et 58 avec une valeur moyenne de 31.6 ± 13.5. Treize patients (38.2 %) avaient un SAPS II < 30. Dix huit patients (53 %) avaient un SAPSII compris entre 30 et 50 alors que trois patients (8.8 %) avaient un SAPS II > 50. **(Figure 6)**

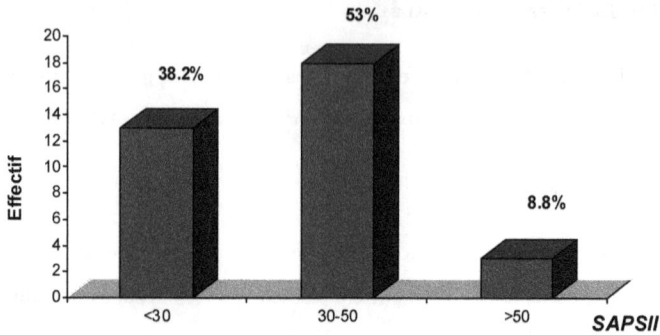

Figure n°6 : Répartition des victimes selon le SAPSII

2.11-Traitement

2.11.1-Ventilation artificielle

Elle a été instaurée chez 32 traumatisés soit 94,1 %.

2.11.2-Sédation

Trente et un patients ont été mis sous sédation (91,2 %), l'association Hypnovel®+fentanyl® a été la plus utilisée (79,4 %).

2.11.3-Transfusion :

Vingt cinq traumatisés (73,5 %) ont nécessité une transfusion de produits sanguins labiles.

2.11.4-Plâtre

Six patients ont nécessité la mise en place d'un plâtre (17,6 %).

2.11.5-Antibiotiques

A l'admission en réanimation, 27 traumatisés (79,4 %) ont reçu une antibiothérapie. Les ATB les plus fréquemment utilisées sont :

Amoxicilline+Acide clavulanique (Augmentin®) dans 52,9 % des cas.

Fluoroquinolones (Oflocet®-Ciprofloxacine®) dans 8,8 % des cas.

Céphalosporines de 3ème génération (Fortum®-Claforan®) dans 8,8 % des cas.

Carbapénème (Tiénam®) dans 5,8 % des cas.

Colimycine dans 11, 7% des cas.

2.11.6-Chirurgie

Dix huit traumatisés ont subi une ou plusieurs interventions chirurgicales (52,9%). **(Tableau IV)** :

- Dix patients ont été opérés pour des lésions crânio-encéphaliques (29,3%).

- Sept patients ont été opérés pour des lésions orthopédiques (20,5%).

- Deux patients ont été opérés pour des lésions abdominales (5,8%).

Tableau n° IV: Type des interventions chirurgicales

Spécialité chirurgicale	Nombre d'interventions	%
Neurochirurgie	10	29,3
Chirurgie viscérale	2	5,8
Chirurgie orthopédique	7	20,5

2.11.7-Cathéter veineux central (KVC)

Un KVC a été mis en place chez 32 traumatisés (94,1 %).

3-PRESENTATION CLINIQUE LE JOUR DE L'EMBOLIE PULMONAIRE

3.1- Délai d'apparition de l'embolie par rapport à l'admission

Le délai moyen d'apparition de l'embolie été de 11,3 ± 9,3 jours avec des extrêmes allant de 3 jours à 46 jours. Dans notre série, 8 patients (24 %) ont développé l'embolie pulmonaire pendant les 5 premiers jours d'hospitalisation. De plus, 14 patients (41 %) ont développé une embolie pulmonaire pendant la première semaine d'hospitalisation et 12 patients (35,3 %) ont développé une embolie pendant la 2ème semaine d'hospitalisation **(Figure 7).**

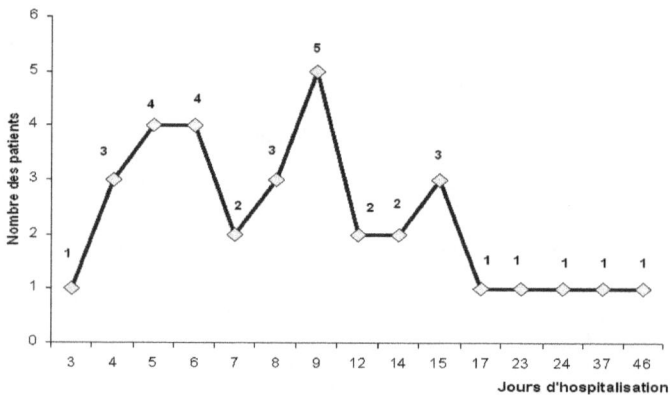

Figure 7: Délai d'apparition de l'embolie par rapport à l'admission

3.2-Facteurs de risques

Dans notre série, tous les patients avaient des facteurs de risque thromboembolique. Ces facteurs sont dominés par l'alitement rencontré dans 100% des cas et le post opératoire rencontré dans 53 % des cas. **(Tableau V).**

Tableau n°V: Facteurs de risque de la maladie thromboembolique

Facteur de risque	Nb de patients	Pourcentage(%)
Alitement	34	100%
Chirurgie	18	52,9
Lésions vasculaires (fracture)	10	29,4
Anomalie de l'hémostase	5	14,7
Plâtre	6	17,6
Maladie néoplasique	1	2,9
Thrombophilie constitutionnelle	2	5,8
Pathologies cardio-pulmonaire associées	4	12
Age ≥ 50ans	15	44
Cathétérisme veineux central fémoral	7	20,6

3.3- Prophylaxie

Vingt et un polytraumatisés soit 61,8 % ont reçu une anti coagulation préventive à base d'héparine de bas poids moléculaire :

- Enoxaparine (Lovenox 40mg) chez 10 patients (29,4 %).

- Enoxaparine (Enoxa 40mg) chez un seul patient (2,9 %).

- Nadroparine calcique (Fraxi 0,4ml) chez 6 patients (17,6 %).

- Nadroparine calcique (Fraxi 0,3ml) chez 3 patients (8,9 %).

-Tinzaparine sodique(Innohep3500) chez un seul patient (2,9 %).

3.4-Lieu du diagnostic de l'embolie pulmonaire

Le diagnostic d'embolie pulmonaire a été établi au service de réanimation chez 32 patients (94,1 %).

3.5-Signes cliniques ayant conduit au diagnostic

L'embolie pulmonaire a été symptomatique chez les 34 traumatisés. Le début de la symptomatologie était souvent brutal et dominé par la dyspnée rencontrée chez 7 patients (20,6 %), l'état de choc chez 13 patients (38,2 %) et l'hypoxémie inexpliquée (PaO$_2$/FiO $_2$< 300) chez 28 patients (82,35 %) **(Tableau VI).**

Tableau n°VI : Signes cliniques ayant conduit au diagnostic

Signes cliniques	nombre	%
Hypoxémie	28	82,35
Dyspnée	7	20,6
Fièvre	12	35,3
Etat de choc	13	38,2
Signes cliniques de phlébite	3	8,8
Trouble du rythme cardiaque	2	5,9
Douleur thoracique	2	5,9
Cœur pulmonaire aigue	1	2,9

3.6-Scores cliniques

L'estimation de la probabilité clinique d'embolie pulmonaire a été évaluée par 2 scores : score révisé de Genève et score de Wells.

3.6.1-Score de Genève

Il a varié de 2 à 13 points avec une valeur moyenne de 6,5 ± 2,3 points. Trois traumatisés (8,8 %) avaient une probabilité faible, vingt neuf avaient une probabilité intermédiaire (85,3 %) et deux malades avaient une probabilité forte (5,9 %) **(Figure 8)**.

3.6.1-Score de Wells

Il a varié de 0 à 9 points avec une valeur moyenne de 3,3 ± 2 points. Huit traumatisés (23,5 %) avaient une probabilité faible, vingt quatre avaient une probabilité moyenne (70,6 %) et deux malades avaient une probabilité forte (5,8%) **(Figure 8)**.

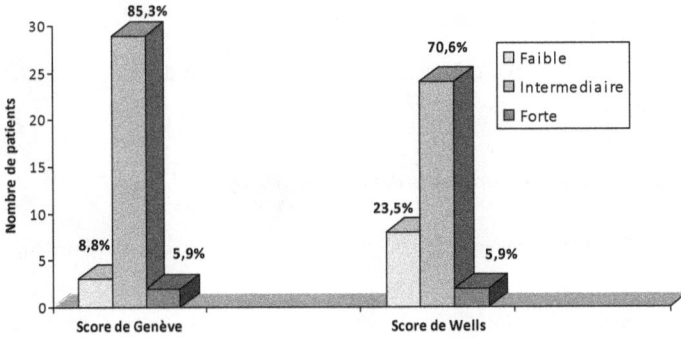

Figure 8 : *Répartition des patients selon la probabilité clinique estimée en fonction du score révisé de Genève et du score de Wells.*

3.7-Examen clinique le jour de l'embolie

3.7.1-Données de l'examen général

3.7.1.1-Température

Elle a été mesurée chez les 34 polytraumatisés. La température moyenne a été de 38 ± 0,8°C avec des extrêmes allant de 36,5 à 40°C. Douze patients (35,3 %) ont présenté une température>38°C.

3.7.1.2-SIRS

Vingt trois patients (67,6 %) ont présentés un SIRS le jour de l'embolie pulmonaire.

3.7.2-Etat hémodynamique

3.7.2.1-Pression artérielle systolique (PAS)

Elle a été mesurée chez les 34 patients.

La PAS moyenne été de 122 ± 15,8 mmHg avec des extrêmes allant de 96 à 170 mmHg.

3.7.2.2-Pression artérielle diastolique (PAD)

La PAD moyenne été de 70,9 ± 12,4 mm Hg avec des extrêmes allant de 52 à 96 mmHg.

3.7.2.3-Fréquence cardiaque

La fréquence cardiaque moyenne a été de 109 ± 23,2 bat /min avec des extrêmes allant de 50 à 169 batt/min. Une fréquence cardiaque >100 batt/min a été trouvée chez 24 patients (70,6 %).

3.7.2.4-Etat de choc

Treize patients (38,2 %) ont présenté un état de choc le jour de l'embolie pulmonaire.

3.7.2.5-catécholamines

Les catécholamines ont été prescrites chez 13 patients (38,2 %) le jour de l'embolie pulmonaire :

* La dobutamine chez 4 patients (11,7 %);

* La noradrénaline chez 4 patients (11,7 %) ;

* L'adrénaline chez 3 patients (8,8 %);

* La dopamine chez 3 patients (8,8 %);

3.7.2.6-Diurèse

Elle a été mesurée chez les 34 patients. Elle a varié de 1020 à 3250 cc/24h avec une moyenne de 1859,7 ± 508,4 ml/24h.

3.7.2.7-Marbrures

Elles ont été observées chez un seul traumatisé (2,9 %).

3.7.3- Examen pleuro-pulmonaire

3.7.3.1- Fréquence respiratoire

Le jour de l'embolie pulmonaire, deux patients seulement n'ont pas été mis sous ventilation mécanique, ils avaient une fréquence respiratoire de 30 cycles/min.

3.7.3.2- Auscultation pulmonaire :

* L'auscultation pulmonaire le jour de l'embolie pulmonaire a été normale chez 27 patients (79,4 %).
Elle a montré :
* Des râles crépitants chez 4 patients (11,7 %) ;
* Un murmure vésiculaire diminué chez 2 patients (5,9 %) ;
* Un wheezing chez un seul patient (2,9 %).

3.7.4- Examen neurologique

* Le jour de l'embolie pulmonaire, 2 patients seulement n'ont pas été mis sous sédation, le score de Glasgow a été de 15 points pour chacun.
* Un déficit moteur a été présent chez 5 patients (14,7 %) le jour de l'embolie pulmonaire.

3.8-Examens complémentaires

3.8.1- Examens de présomption

3.8.1.1-Les D-dimères

Le dosage des D-dimères a été réalisé chez 6 malades (17,6 %) et il a été positif (> 500 ng/ml) dans 100 % des cas.

3.8.1.2- La Radiographie thoracique

Elle a été pratiquée chez 32 patients (94 %) et a montré essentiellement :

- un aspect normal dans 17 cas (53,1 %) ;

- une anomalie de la transparence pulmonaire dans 5 cas (15,6 %) ;

- un foyer pulmonaire dans 5 cas (15,6 %) ;

- un pneumothorax dans 4 cas (12,5 %) ;

- des images alvéolaires diffuses dans 4 cas (12,5 %) ;

- une image d'atélectasie en bande dans 3 cas (9,4 %) ;

- une ascension de la coupole diaphragmatique dans 2 cas (6,3%) ;

- une image d'amputation vasculaire dans un cas (3,1 %).

3.8.1.3-Les données de l'ECG

L'ECG a été réalisé chez 28 patients, il a été pathologique chez 26 patients (92,9 %).

* L'anomalie la plus fréquente a été la tachycardie sinusale (89,3 %).

* Un bloc de branche droit a été noté chez 4 patients (14,3 %).

* Les anomalies de la repolarisation (onde T négative en V1-V2) chez 7 patients (25 %).

3.8.1.4-Echo-doppler des membres inférieurs :

Elle a été pratiquée chez 11 patients (3 patients avec des signes cliniques de phlébite et 8 patients sans signes cliniques de phlébite).

Elle a permis de confirmer le diagnostic d'une phlébite dans 5 cas (45%).

L'écho doppler a été normal chez les 3 patients ayant des signes cliniques de phlébite

3.8.1.5-Echographie cardiaque trans-thoracique (ETT) :

L'ETT a été pratiquée chez un seul malade (2,9 %) et a montré une dysfonction du ventricule gauche, une insuffisance aortique moyenne et un épanchement péricardique minime.

3.8.1.6-Gaz du sang artériel

Ce bilan a été réalisé chez 33 patients le jour de l'embolie pulmonaire

♦ pH

Le pH moyen a été de 7,41 ± 0,06 avec des extrêmes allant de 7,14 à 7,55. Un pH < 7,35 a été observé chez 3 patients (9 %).

♦PaO_2

La PaO2 moyenne a été de 99,3 ± 35,8 mm Hg avec des extrêmes allant de 53 à 187 mm Hg.

♦ $PaCO_2$

La PaCO2 moyenne a été de 34,4 ± 5,9 mmHg avec des extrêmes allant de 22 à 54 mmHg. Une PaCO2 < 35 mmHg a été retrouvée chez 16 patients (48,4%).

♦ HCO_3

Les valeurs de HCO_3 ont varié de 12,8 à 30,6 mmol/l avec une valeur moyenne de 22,6 ± 4 mmol/l. Une acidose métabolique avec un taux de HCO_3 < 22 mmol/l a été retrouvé chez 12 patients (36,3 %).

♦ PaO_2/FiO_2

Les valeurs du rapport PaO$_2$/FiO$_2$ ont varié entre 90 et 320 avec une valeur moyenne de 164,7 ± 58,3. Un rapport PaO$_2$/FiO$_2$ < 300 a été observé chez 28 patients (84,8 %).

3.8.2- Examens de confirmation

3.8.2.1-Scintigraphie pulmonaire de ventilation perfusion

La scintigraphie pulmonaire de perfusion était faite chez un seul malade (2,9 %). Elle a été en faveur d'une embolie pulmonaire.

3.8.2.2-Angio-scanner thoracique

Un angio-scanner thoracique a été pratiqué de première intention chez 33 patients (97 %). L'examen n'était pas disponible pour un patient.

Il a montré une embolie pulmonaire proximale chez 30 patients (90,9%) et une embolie pulmonaire distale chez 3 patients (9,1 %). **(Tableau VII)**.

Tableau n°VII : Répartition des patients selon les donnés de l'angioscanner.

Donnés de l'angio scanner thoracique		Nombre	Pourcentage %
EP proximale	Tronc de L'AP	4	12,12
	Bronche de division	14	42,42
	segmentaire	20	60,6
EP distale		3	9,1

Le type de l'image a été précisé chez 29 patients. Il s'agit d'une lacune endoluminale chez 25 patients (86,2 %) et une obstruction complète chez 4 patients (13,8 %).

3.9-Donnés biologiques le jour de l'EP

3.9.1-Numération de la formule sanguine

La NFS a été étudiée chez 33 patients.

3.9.1.1-Globules blancs (GB)

Le taux de globule blanc a variée de 5600 à 42000 élts/mm³ avec une valeur moyenne de 13493,9 ± 6791,5 élts/mm³. Un chiffre de GB > 10000 élts/mm³ a été trouvé chez 24 patients (72,7 %).

3.9.1.2-Hémoglobine (HB)

Les chiffres de l'hémoglobine ont varié entre 7,4 et 12,3 g/dl avec une moyenne de 9,87±1,4 g/dl. Une anémie (Hb < 10g/dl) a été constatée chez 18 patients (54,5 %).

3.9.2-bilan d'hémostase

3.9.2.1-Taux de prothrombine (TP)

Le TP a été dosé chez 34 patients. La valeur moyenne de TP a été de 66,4 ± 12,4% avec des extrêmes allant de 36 à 100 %. Un TP < 50 % a été retrouvé chez 2 patients (5,8 %). **(Figure 9)**

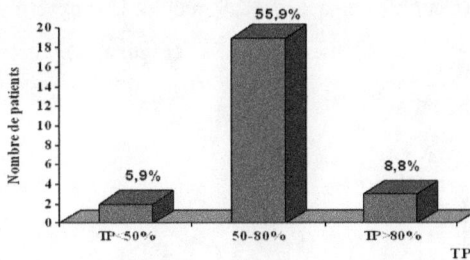

Figure n°9 : Répartition des patients selon le Taux de prothrombine (TP)

3.9.2.2-Taux de plaquettes

Les plaquettes ont été dosées chez 33 patients.

Le taux de plaquettes a varié de 86000 à 502000 élts/mm³ avec une valeur moyenne de 245787,8 ± 118280 élts/mm³. Une thrombopénie (<150000 élts/mm³) a été constatée chez 9 patients (27,2%). **(Figure n°10).**

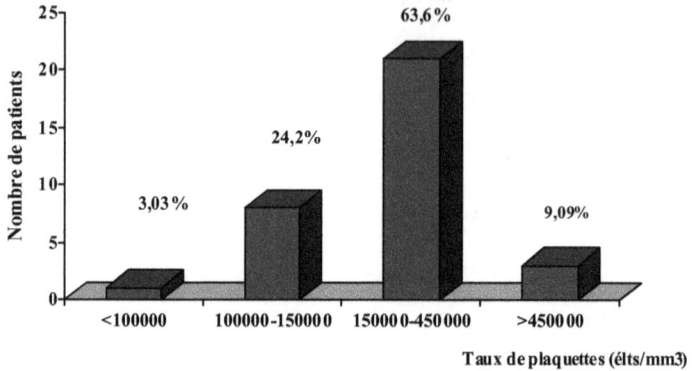

Figure n°10 : Répartition des patients selon le taux de Plaquettes

3.9.2.3-CIVD

Le diagnostic de CIVD a été retenu chez deux patients (5,8 %).

3.9.3-Glycémie

La glycémie a été dosée chez 33 patients. Elle a varié entre 4,5 et 18,9 mmol/l avec une valeur moyenne de 8 ± 2,9 mmol/l. Une hyperglycémie > 8 mmol/l a été observée chez 14 patients (42,4 %). **(Figure 11).**

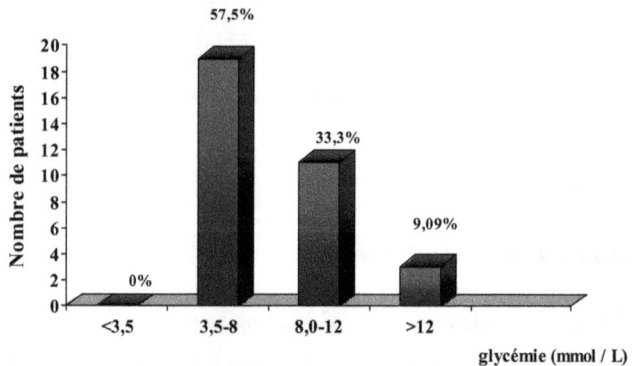

Figure n°11 : Répartition des patients selon les chiffres de la glycémie

3.9.4-Ionogramme

3.9.4.1-Natrémie

La natrémie a été dosée chez les 34 patients. La valeur moyenne a été de 141 ± 5,7 mmol/l avec des extrêmes allant de 132 à 155 mmol/l. Une hyponatrémie <135 mmol/l a été observée dans 8,8%. Alors qu'une hypernatrémie >145 mmol/l l'a été chez 8 patients (23,5 % des cas).

3.9.4.2-Kaliémie

La kaliémie a été dosée chez 34 patients .Elle a varié de 2,5 à 6,6 mmol/l avec une valeur moyenne de 3,91 ± 0,7 mmol/l. Sept patients (20,6 %) avaient une kaliémie < 3,5 mmol /l.

Le Tableau VIII récapitule les résultats des différents paramètres biologiques dosés le jour du diagnostic de l'embolie pulmonaire.

Tableau n°8: Bilan biologique le jour de l'embolie

	Effectif	minimale	maximale	moyenne	Ecart type
GB (élts/mm³)	33	5600	42000	13493,9	6791,5
HB (g /dl)	33	7,4	12,3	9,87	1,4
Plaquettes (élts/mm³)	33	86000	502000	245787,8	118280,9
TP (%)	34	36	100	66,4	12,4
Urée (mmol/l)	33	2,12	19,4	8,29	4,19
Créatinine (µmol/l)	34	32	204	70,26	29
Glycémie (mmol/l)	33	4,52	18,9	8,07	2,89
ASAT (UI /l)	34	13	331	58,8	55,48
ALAT (UI/l)	33	12	688	74,6	115,9
BT (µmol/l)	30	6	58	26,21	14,7
BC (µmol/l)	2	7	20,5	13,75	9,54
Na+ (mmol/l)	34	132	155	141	5,7
K+ (mmol/l)	34	2,5	6,6	3,91	0,7

4-TRAITEMENT

4.1-Ventilation mécanique

Le jour de l'embolie pulmonaire, 32 patients (94,1 %) étaient sous ventilation mécanique. La durée moyenne de la ventilation était de 17,23 ± 13,5 jours.

4.2-Sédation

Le jour de l'embolie pulmonaire, tous les patients ventilés ont été sous sédation. L'association Fentanyl® et Hypnovel® a été la plus utilisée (87,5 %).

4.3-Support hémodynamique

4.3.1-Remplissage vasculaire

Il a été indiqué chez tous les patients le jour de l'embolie pulmonaire.

4.3.2-Tonicardiaques

Le jour de l'embolie pulmonaire, 13 patients (38,2%) ont été mis sous catécholamines. Une instabilité hémodynamique est apparue secondairement chez 11 patients supplémentaires ayant nécessité le recours aux catécholamines, ainsi 24 patients (70,6 %) ont reçu des catécholamines durant leur hospitalisation au service de réanimation **(Tableau n°IX)**.

Tableau n°IX: Catécholamines prescrites suite à l'embolie pulmonaire

Catécholamines		N patients	Dose moyenne	Dose maximale	Durée moyenne
Adrénaline (mg/h)	Jour de l'embolie	3	1,2 ± 0,72	3	7,2±7,7jours
	Evolution	7	1,28±1		
Dopamine (γ/kg/min)	Jour de l'embolie	3	8,6 ±2,3	15	7,6±5jours
	Evolution	7	8,4±4		
Dobutamine (γ/kg /min)	Jour de l'embolie	4	10 ± 4,3	20	10±13 jours
	Evolution	11	11,8±5,4		
Noradrénaline (mg/h)	Jour de l'embolie	4	1,65 ± 0,85	2,5	10±7,5jours
	Evolution	10	1,31±0,71		

4.4-Traitement anticoagulant

Une HNF a été prescrite dans 94 % des cas le jour du diagnostic de l'embolie pulmonaire. Les HBPM étaient rarement prescrites (6 %).

Le relais par les AVK a été réalisé chez 25 patients en moyenne 7,12 ± 6 jours après le début de l'héparinothérapie.

4.5-Complications liées au traitement anticoagulant

Douze patients ont présenté une complication liée au traitement anticoagulant :

* Trois patients ont présenté un accident hémorragique soit une fréquence de 8,8 % à type d'hématémèse chez 2 patients (5,9%) et d'épistaxis chez un patient (2,9%).

* Huit patients (23,52 %) ont présenté une thrombopénie sous héparine.

* Un patient a présenté des hématomes (2,9 %). **(Figure 12)**

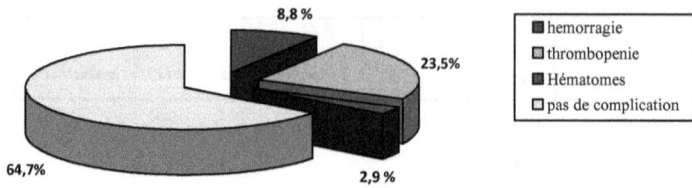

8,8 %

23,5%

| ■ hemorragie |
| ☐ thrombopenie |
| ■ Hématomes |
| ☐ pas de complication |

64,7%

2,9 %

Figure n°12 : Répartition des patients selon les complications observées sous traitement anticoagulant

4.6-Filtre cave

Dans notre série, l'insertion d'un filtre cave n'a été effectuée chez aucun patient (pas de thrombolyse non plus).

5-EVOLUTION INTRA HOSPITALIERE

5.1-Durée d'hospitalisation

La durée moyenne d'hospitalisation en réanimation était de 31.6 ± 35.7 jours avec des extrêmes allant de 1 à 203 jours, 41 % des patients avaient une durée d'hospitalisation dépassant 30 jours. La durée moyenne de séjour à l'hôpital était de 32.8 ± 35.3 jours. **(Figure 13).**

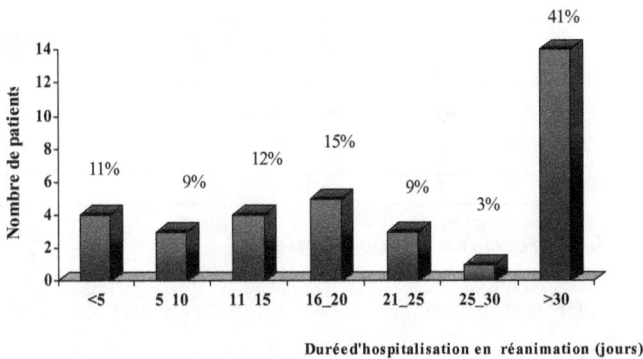

Figure n°13 : Répartition des patients selon la durée d'hospitalisation au service de réanimation.

5.2-Récidive embolique

Aucun cas de récidive embolique n'a été constaté.

5.3-Défaillances viscérales

Trente deux traumatisés (94,1%) ont développé au moins une défaillance viscérale. Il s'agit de :

- défaillance pulmonaire dans 94,1% des cas ;
- défaillance neurologique dans 41% des cas ;
- défaillance cardio-vasculaire dans 70,6% des cas ;
- défaillance hématologique dans 11,8% des cas ;
- défaillance hépatique dans 44,11% des cas ;
- défaillance rénale dans 11,76% des cas.

Dans notre série, deux patients seulement (5,8 %) n'ont présenté aucune défaillance viscérale, tandis que 29 patients (85 %) ont présenté au moins deux défaillances. **(Tableau n°X).**

Tableau n°X : Répartition des patients selon le nombre de défaillances

Nombre de défaillances	Nombre de malades	Pourcentage%
0	2	5,8
1	3	8,8
2	13	38,2
3	13	38,2
4	3	8,8

5.4-Infections nosocomiales

Vingt sept patients (79,4 %) ont présenté une ou plusieurs infections nosocomiales :

- Infection pulmonaire dans 22 cas (64,7%) ;

- Infection urinaire dans 10 cas (29,4%) ;

- Septicémie dans 8 cas (23,5%) ;

- Méningite purulente dans 1 cas (2,9%) ;

- Pleurésie purulente dans 1 cas (2,9%) ;

- Infection de la plaie opératoire dans 1 cas (2,9%) ;

- Infection cutanée dans 1 cas (2,9%).

5.5-Mortalité

Dans notre série, nous avons déploré 13 décès soit une mortalité de 38,2 % **(tableau n°XI).**

Tableau n°XI : Evolution en réanimation et en intra hospitalier

Issue en réanimation	survivants	21	61,8%
	décédés	13	38,2%
Issue dans l'hôpital	survivants	20	58,9%
	décédés	14	41,1%

ETUDE ANALYTIQUE

Dans ce chapitre, nous allons étudier les facteurs corrélés avec un mauvais pronostic en double analyse (univariée et multivarieé).

1-ANALYSE UNIVARIEE DES DONNEES A L'ADMISSION

1.1-Donnée épidémiologiques

1.1.1- Age

Dans notre série l'âge moyen des patients n'a pas été significativement différent entre les patients survivants et ceux décédés (38 ± 15 ans Vs 48.7 ± 16 ans; p=0,062). **(Figure n°14).**

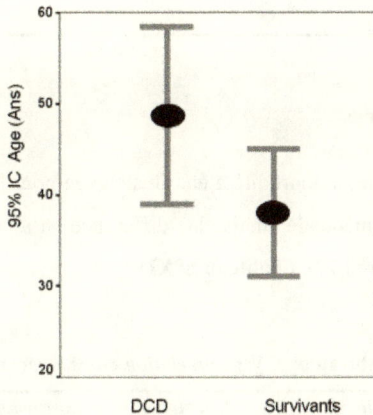

Figure n°14 : Association entre âge et pronostic

Cependant nous avons constaté que la mortalité a été significativement plus importante chez les patients âgés de plus que 55 ans **(Tableau n°XII).**

Tableau n°XII : *Corrélation entre âge>55ans et pronostic*

Age	Effectif	Evolution Favorable	Evolution Défavorable
> 55ans	10	3	7
≤ 55ans	24	18	6
Total	34	21	13

p = 0,014

1 .1.2-Sexe

Dans notre étude, le sexe n'a pas été corrélé au pronostic (p=0,37). **(Tableau n°XIII)**.

Tableau n°XIII : *Corrélation entre le sexe et pronostic*

Sexe	Effectif	Evolution Favorable	Evolution Défavorable
Féminin	8	6	2
Masculin	26	15	11
Total	34	21	13

p = 0,37

1.1.3-Catégorie

Dans notre série, la mortalité a été plus élevée pour les patients appartenant a la catégorie médicale mais la différence n'a pas été statistiquement significative (p=0,77). **(Tableau n°XIV).**

Tableau n°XIV : *Corrélation entre catégorie et pronostic*

Catégorie	Effectif	survivants	décédés
Chirurgie programmée	5	3	2
Chirurgie urgente	13	9	4
Médicale	16	9	7
Total	34	21	13

p = 0,77

1.2-Scores de gravité

1.2.1-SAPS II

Dans notre série le SAPS II n'a pas été corrélé au pronostic (p=0,512).
(Tableau n°XV ; Figure n°15).

Tableau n°XV : *Corrélation entre SAPSII et pronostic*

Issue finale	Effectif	moyenne	Ecart-type
Survivants	21	32,8	14,37
Décédés	13	29,6	12,32

p = 0,512

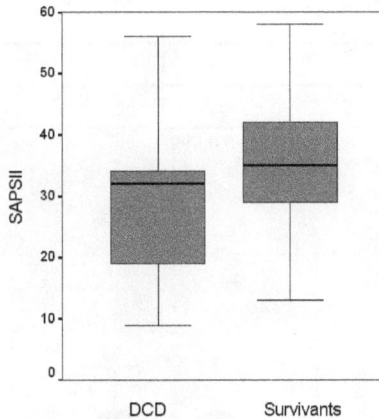

Figure n°15 : Corrélation entre le pronostic et le SAPSII

1.2.2-Classification de Knauss

Dans notre série, l'état de santé antérieur apprécié par la classification de
Knauss n'a pas été corrélé au pronostic (p=0,289). **(Tableau n°XVI).**

<u>Tableau n°XVI</u> : *Corrélation entre la classification de Knauss et pronostic*

Knauss	Effectif	survivants	décédés
A	31	20	11
B	3	1	2
Total	34	21	13

p = 0,289

1.2.3-ISS

Dans notre série l'ISS calculé a l'admission n'a pas été corrélé au pronostic (p=0,999). **(Tableau n°XVII; Figure n°16).**

<u>Tableau n°XVII</u> : *Corrélation entre l'ISS et pronostic*

Issue finale	Effectif	moyenne	Ecart type
Survivants	21	25,3	10,6
Décédés	13	25,5	13

p = 0,999

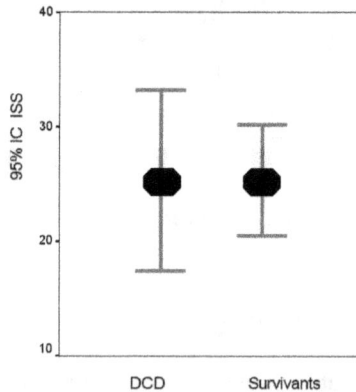

<u>Figure n°16</u> : Corrélation entre le pronostic et l'ISS

De même, un ISS ≥ 25 n'a pas été associé avec un mauvais pronostic (p= 0.934). **(Tableau n°XVIII)**

<u>Tableau n°XVIII</u> : *Corrélation entre ISS ≥ 25 et pronostic*

ISS	Effectif	Evolution Favorable	Evolution Défavorable
<25	18	11	7
≥25	16	10	6
Total	34	21	13

p = 0,934

1.2.4-Score de coma Glasgow

Dans notre série, l'issue finale n'a pas été corrélée au score de Glasgow calculé a l'admission (p=0,721). **(Tableau n°XIX)**

<u>Tableau n°XIX</u> : *Corrélation entre SCG et pronostic*

Issue finale	Effectif	moyenne	Ecart type
Survivants	13	9,08	4,25
Décédés	4	8,25	2,63

p = 0,721

1.3-Données cliniques à l'admission

1.3.1-Signes cardio vasculaires

* La valeur de la pression artérielle systolique à l'admission n'a pas été corrélé avec le pronostic (111,2 ± 17 Vs 112,8 ± 14,3 mm Hg ; p=0,773).

* La valeur de la pression artérielle diastolique à l'admission n'a pas été associée à un mauvais pronostic (65,8 ± 10,3 Vs 67,9 ± 12 mm Hg ; p=0,614).

* La fréquence cardiaque (FC) à l'admission n'a pas été corrélée avec un mauvais pronostic (93,3 ± 27,6 Vs 100 ±24,9 bat/min ; p=0,471).

1.3.2-Signes respiratoires

* La fréquence respiratoire à l'admission n'a pas été corrélée avec un mauvais pronostic (25,5 ± 2,1 Vs 20,1± 9,25 cycles/min ; p=0,451).

* La présence d'une cyanose initiale n'a pas été corrélée avec un mauvais pronostic (11,1% Vs 9,1% ; p=0,617).

* La présence de signes de lutte a l'admission n'a pas été corrélée avec un mauvais pronostic (15,4% Vs 25% ; p=0,680).

1.3.3-Signes neurologiques

* La présence d'un déficit moteur à l'examen initial n'a pas été corrélée avec un mauvais pronostic (15,4 % Vs 14,3 %; p=0,40).

* La survenue de convulsions à l'admission n'a pas été corrélée avec un mauvais pronostic (7,7 % Vs 4,76 %; p=0,724).

* La présence d'anomalies pupillaires à l'admission n'a pas été corrélée avec un mauvais pronostic (70,6% Vs 100% ; p=0,059).

* La présence d'ecchymose périorbitaire n'a pas été corrélée avec un mauvais pronostic (14,28% Vs 7,7% ; p=0,562).

1.4-Données biologiques à l'admission

1.4.1-Numération et formule sanguine(NFS)

* Le taux de globules blancs (GB) à l'admission n'a pas été corrélé avec une mauvaise évolution (p=0,66).

*De même, le taux d'hémoglobine (Hb) n'a pas été associé à un mauvais pronostic (p=0,24). **(Tableau n°XX).**

<u>*Tableau n°XX*</u> *: Corrélation entre les données de la NFS et le pronostic*

Paramètre	Evolution	Moyenne	Ecart-type	p
GB (élts/mm³)	Survivants	13915	7787,4	0,666
	Décédés	12846	5121,8	
Hb (g/dl)	Survivants	10	2,72	0,240
	Décédés	9,65	2,07	

1.4.2-Bilan d'hémostase

Le taux de plaquettes n'a pas été significativement corrélé avec une évolution défavorable (p=0,475).

De même, le taux de prothrombine (TP) n'a pas été corrélé avec un mauvais pronostic (p=0,98). **(Tableau n°XXI).**

<u>*Tableau n°XXI*</u> *: Corrélation entre le bilan d'hémostase et pronostic*

Paramètre	Evolution	Moyenne	Ecart-type	p
Taux de plaquettes (élts/mm³)	Survivants	215523,8	130707,5	0,457
	Décédés	186000	85005,8	
TP (%)	Survivants	63,14	16,67	0,98
	Décédés	63	13,76	

1.4.3-Fonction rénale

1.4.3.1- Urée

La valeur moyenne de l'urée à l'admission a été plus élevée dans le groupe de patients ayant un mauvais pronostic, mais la différence n'a pas été significative (p=0,058). **(Tableau n°XXII ; Figure 17)**

Tableau n°XXII: Corrélation entre la valeur de l'uréeplasmatique et le pronostic

Evolution	Urée moyenne (mmol/l)	Ecart-type
Survivants	6,3	2,77
Décédés	8,56	3,94

p=0,058

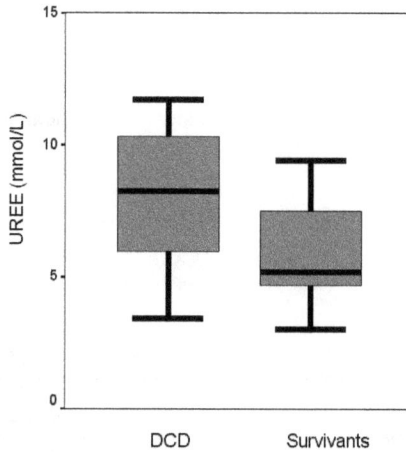

Figure n°17 : Corrélation entre le pronostic et la valeur de l'urée plasmatique

Cependant, Une urée > 8 mmol/l a été associée avec un mauvais pronostic (p=0.035) avec une sensibilité de 53%, une spécificité de 86% et une aire sous la courbe de ROC de 0,70.

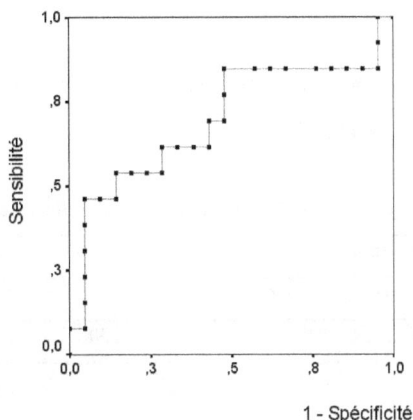

Figure n°18: Courbe ROC montrant le lien entre l'urée plasmatique et la
mortalité (Aire sous la courbe = 0,70)

1.4.3.2-Créatininémie

Le taux de créatinine sanguine à l'admission n'a pas été corrélé avec un mauvais pronostic (76.2 ± 21.8 Vs 76.4 ± 20.2 µmol/L ; p=0,976).

1.4.4-Ionogramme sanguin

1.4.4.1- Natrémie

La natrémie à l'admission a été significativement plus élevée chez les patients ayant eu un mauvais pronostic (p=0,021). **(Tableau n° 23)**.

Tableau n° 23: Corrélation entre la natrémie initiale et pronostic

Evolution	Natrémie Moyenne (mmol/l)	Ecart-type
Survivants	135,7	8
Décédés	142,2	6,68

p=0,021

1.4.4.2- Kaliémie

La kaliémie initiale n'a pas été corrélée avec un mauvais pronostic (p=0,452).
(Tableau n° XXIV).

Tableau n° XXIV: Corrélation entre la kaliémie initiale et pronostic

Evolution	Kaliémie moyenne (mmol/l)	Ecart-type
Survivants	3,8	0,7
Décédés	3,98	0,55

p=0,452

1.4.5- Fonction hépatique :

A l'admission en réanimation, aucune différence statistiquement significative
concernant le bilan hépatique n'a été retrouvée entre les survivants et les
patients ayant présenté une évolution défavorable **(tableau n° XXV).**

Tableau n° XXV : Corrélation entre anomalies du bilan hépatique et pronostic

Paramètre	Evolution	Moyenne	Ecart-type	p
ASAT (UI/L)	Survivants	56,8	48,51	0,636
	Décédés	65,23	51	
ALAT (UI/L)	Survivants	35,44	22,73	0,299
	Décédés	59,5	93,15	
Bilirubinémie totale (µmol/L)	Survivants	20,46	10,6	0,085
	Décédés	38,7	40,26	
Bilirubine Conjuguée (µmol/L)	Survivants	6,2	2,16	0,056
	Décédés	25	19,8	

1.4.6- Les gaz du sang (GDS)

La valeur initiale du pH, de la $PaCO_2$, de la PaO_2, du HCO^-_3, et le rapport PaO_2/FiO_2 à l'admission en réanimation n'ont pas été corrélés avec un mauvais pronostic. **(Tableau n°26)**.

Tableau n°26 : Corrélation entre les GDS et le pronostic

Paramètres	Evolution	Moyenne	Ecart-type	p
pH	Survivants	7,37	0,09	0,532
	Décédés	7,35	0,06	
PaCO2 (mmHg)	Survivants	36,06	18,57	0,906
	Décédés	36,75	9,58	
PaO2 (mmHg)	Survivants	129,26	41,2	0,404
	Décédés	115,67	47,1	
HCO3⁻ (mmol/l)	Survivants	20,84	4,45	0,372
	Décédés	19,33	4,6	
PaO2 /Fi O2	Survivants	231,42	80,68	0,666
	Décédés	218,25	84,18	

1.5-Agressions cérébrales secondaires d'origine systémique (ACSOS)

1.5.1-L'hypotension artérielle

La présence d'un état de choc initial n'a pas été corrélé d'une façon significative à un mauvais pronostic (33,33 % Vs 53,84 % ; p=0,238).

1.5.2-L'hypoxémie :

Le développement d'une hypoxie (PaO_2/FiO_2 < 300 mmHg pour les patients ventilés, $PaO2$ < 60 mmHg pour les patients en ventilation spontanée) à l'admission en réanimation n'a pas été corrélé avec un mauvais pronostic (71,42 % Vs 61,54 % ; p = 0,549).

1.5.3-L'hypercapnie

La présence d'une hypercapnie (PaCO2 > 45 mmHg) à l'admission en réanimation n'a pas été corrélée avec un mauvais pronostic (9,5 % Vs 23% ; p= 0,278).

1.5.4-L'hypocapnie

La présence d'une hypocapnie (PaCO2 < 28 mmHg) à l'admission en réanimation n'a pas été corrélée avec un mauvais pronostic (23,8 % Vs 23 %, p= 0,961).

1.5.5-L'hyperthermie

La présence d'une hyperthermie (température > 38°C) à l'admission en réanimation a été corrélée avec un mauvais pronostic (p = 0,037) **(Tableau n°XXVII)**.

Tableau n° XXVII : Corrélation entre hyperthermie et pronostic

Hyperthermie	survivants	Décédés	Effectif
Oui	1	4	5
Non	20	9	29
Total	21	13	34

p = 0,037

1.5.6-Les dysnatrémies

La présence d'une hyponatrémie (natrémie ≤ 135 mmol/l) à l'admission en réanimation a été corrélée avec un bon pronostic (p = 0,043) **(Tableau n°XXVIII)**.

Tableau n°XXVIII : Corrélation entre hyponatrémie et pronostic

Hyponatrémie	survivants	Décédés	Effectif
Oui	10	2	12
Non	11	11	22
Total	21	13	34

p = 0,043

Cependant, nous avons constaté que la présence d'une hypernatrémie (> 145 mmol/L) à l'admission, a été associée avec un mauvais pronostic **(Tableau n°XXIX)**.

Tableau n°XXIX : Corrélation entre hypernatrémie et pronostic

Hypernatrémie	survivants	Décédés	Effectif
Oui	0	5	5
Non	21	8	29
Total	21	13	34

p=0,003

1.5.7-L'hyperglycémie :

Dans notre série, la glycémie a été dosée à l'admission chez 32 patients. La présence d'une hyperglycémie (glycémie > 8 mmol/l) à l'admission en réanimation n'a pas été corrélée avec un mauvais pronostic (10 % Vs 16,7 % ; p = 0,581)

1.5.8-L'anémie :

Dans notre série, le dosage de l'hémoglobine était disponible pour 33 patients. La présence d'une anémie (hémoglobine < 8,5 g/dl) à l'admission en réanimation n'a pas été corrélée avec un mauvais pronostic (25 % Vs 23 % ; p = 0,9)

1.6 La coagulation intra vasculaire disséminée (CIVD) :

Dans notre série, la présence d'une CIVD à l'admission en réanimation n'a pas été corrélée avec un mauvais pronostic (p = 0,55) **(Tableau n° XXX)**.

Tableau n°XXX : Corrélation entre CIVD et pronostic

CIVD	survivants	Décédés	Effectif
Oui	5	2	7
Non	16	11	27
Total	21	13	34

p = 0,55

1.7 Le syndrome inflammatoire avec réponse systémique (SIRS) :

Dans notre série, la présence d'un SIRS à l'admission en réanimation n'a pas été corrélée avec un mauvais pronostic (57,14 % Vs 53,84% ; p = 0,851).

1.8 Les défaillances d'organe

Dans notre série, le nombre de défaillances d'organes à l'admission n'a pas été corrélé à un mauvais pronostic. En effet, un nombre de défaillances d'organe ≥ 3 ne s'associe pas à une surmortalité statistiquement significative (p = 0,106) **(Tableau n° XXXI)**.

Tableau n° XXXI: *Corrélation entre nombre de défaillances d'organe et*
pronostic

Défaillances d'organes	survivants	Décédés	Effectif
< 3	18	8	26
≥ 3	3	5	8
Total	21	13	34

p = 0,106

1.9 Les examens radiologiques à l'admission

1.9.1- Tomodensitométrie cérébrale

Dans notre série, 32 patients ont présenté un traumatisme crânien soit isolé soit associé à d'autres lésions, justifiant la réalisation d'une TDM cérébrale. Aucune des lésions retrouvées au cours de cette exploration n'a été corrélée à une évolution défavorable **(tableau n°XXXII)**.

Tableau n°XXXII : *Corrélation entre lésions intra-crâniennes et pronostic*

Type de lésion		survivants	décédés	p
Œdème cérébral	oui	4	0	0,098
	non	16	12	
contusion	oui	9	5	0,854
	non	11	7	
Hématome extra dural	oui	2	2	0,581
	non	18	10	
Hématome sous dural	oui	6	2	0,399
	non	14	10	
Hémorragie méningée	oui	12	8	0,706
	non	8	4	
Fractures	oui	5	2	0,581
	non	15	10	
Embarrures	oui	4	16	0,098
	non	0	12	
Atteinte du tronc	oui	1	2	0,273
	non	19	10	

1.9.2- Lésions associées

1.9.2.1- Traumatisme thoracique

Dans notre série, un traumatisme thoracique à l'admission a été constaté chez 13 patients. Sa présence ne constitue pas un facteur de surmortalité (46 % Vs 33 % ; p = 0,455).

1.9.2.2- Traumatisme Abdominal

Dans notre série, la présence d'un traumatisme abdominal a été confirmée par un scanner abdominal chaque fois qu'il a été suspecté par les données de l'examen clinique et/ou échographique. La survenue d'un traumatisme abdominal n'était pas un facteur de mauvais pronostic (14,28 % Vs 23 % ; p= 0,513).

1.9.2.3- Traumatisme du rachis

Dans notre série, la présence de lésions du rachis n'a pas été corrélée avec un mauvais pronostic (28,57 % Vs 38,46 % ; p=0,549).

1.9.2.4- Traumatisme du bassin

Dans notre série, la présence de lésions du bassin n'a pas été corrélée avec un mauvais pronostic (4,76 % Vs 23 % ; p=0,107).

1.9.2.5- Fractures des membres

Dans notre série, la présence de fractures des membres supérieurs ou inférieurs n'a pas été corrélée avec un mauvais pronostic (28,57 % Vs 30,76% ; p=0,891).

1.10 Les thérapeutiques instaurées à l'admission

1.10.1- La ventilation mécanique

Dans notre série, seuls deux patients n'ont pas nécessité la ventilation mécanique dès l'admission. L'évolution de ces deux patients a été favorable.

1.10.2- La sédation

Parmi les patients ventilés, un seul patient n'a pas été mis sous sédation à l'admission. L'évolution de ce patient était défavorable.

1.10.3- Les catécholamines

L'administration de catécholamines à l'admission n'a pas été corrélée significativement à un mauvais pronostic (p=0,141) **(Tableau n°XXXIII)**.

Tableau n°XXXIII : *Corrélation entre administration de catécholamines et pronostic*

Catécholamines	Effectif	Survivants	Décédés
Non	21	15	6
Oui	13	6	7
Total	34	21	13

p = 0,141

1.10.4- La chirurgie

La nécessité de recourir à la chirurgie dès l'admission n'a pas été corrélée à un mauvais pronostic (57,14 % Vs 38,46 % ; p = 0,29).

De la même façon, aucun type de chirurgie n'a été corrélé à un mauvais pronostic **(tableau n°XXXIV)**.

Tableau n°XXXIV : *Corrélation entre type de chirurgie et pronostic*

Type de Chirurgie		survivants	décédés	p
Orthopédique	*oui*	5	2	0,555
	non	16	11	
Neurochirurgie	*oui*	6	2	0,378
	non	15	11	
Chirurgie viscérale	*oui*	1	1	0,72
	non	20	12	

p = 0,29

1.10.5- L'immobilisation plâtrée

Le recours dès l'admission à une immobilisation plâtrée pour une fracture des membres inférieurs ou supérieurs n'a pas été corrélée avec une évolution défavorable (19,04 % Vs 15,38 % ; p = 0.785)

2-ANALYSE UNIVARIEE DES DONNEES CLINIQUES LE JOUR DE L'EMBOLIE PULMONAIRE

2.1-Délai d'apparition par rapport à l'admission

Dans notre série, la survenue précoce de l'embolie pulmonaire par rapport à l'admission en réanimation a été corrélée à un mauvais pronostic avec une mortalité à 75 % pour un délai $\leq$ 5 jours et une mortalité à 26,9 % pour un délai > 5 jours (p = 0.014) **(tableau n°XXXV)**.

Tableau n°XXXV **:** *Corrélation entre délai de survenue et le pronostic*

Délai de survenue	survivants	Décédés	Effectif
$\leq$ *5 jours*	2	6	8
>5 jours	19	7	26

p = 0,014

2.2-Facteurs de risque

Dans notre série, parmi les facteurs de risque, uniquement l'âge > 55 ans et la pose d'un KTC fémoral ont été associés avec un mauvais pronostic **(Tableau n° XXXVI)**.

Tableau n°XXXVI : Corrélation entre facteurs de risque et le pronostic

Facteurs de risque		survivants	décédés	p
Age >55ans	oui	3	7	0,014
	non	18	6	
Antécédents cardio-respiratoires	oui	3	1	0,562
	non	18	12	
Anomalies de l'hémostase	oui	3	2	0,930
	non	18	11	
Thrombophilie constitutionnelle	oui	1	1	0,724
	non	20	12	
Maladies cancéreuses	oui	0	1	0,197
	non	21	12	
Fractures	oui	6	4	0,891
	non	15	9	
plâtre	oui	4	2	0,785
	non	17	11	
Chirurgie	oui	12	5	0,29
	non	9	8	
KT veineux central fémoral	oui	1	6	0,004
	non	18	6	

2.3-Signes cliniques ayant conduit au diagnostic

Dans notre série, tous les patients ont été hypoxémiques au moment où le diagnostic a été suspecté. Cependant, aucun cas de syncope ou d'hémoptysie n'a été retrouvé.

Les signes de cœur pulmonaire aigu ont été décrits chez un seul patient dont l'évolution a été favorable.

Parmi les autres signes cliniques ayant conduit au diagnostic, seule la survenue d'un état de choc a été corrélée à une évolution défavorable (p = 0.003) **(tableau n°XXXVII)**.

Tableau n°XXXVII : Corrélation entre signes cliniques ayant conduit au diagnostic et pronostic

Signes cliniques		survivants	décédés	P
Fièvre	oui	5	2	0,555
	non	16	11	
Dyspnée	oui	5	2	0,555
	non	16	11	
Douleur thoracique	oui	2	0	0,251
	non	19	13	
Trouble du rythme	oui	2	0	0,251
	non	19	13	
Etat de choc	oui	4	9	0,003
	non	17	4	
Signes de phlébite	oui	2	1	0,855
	non	19	12	

2.5-Scores de probabilité clinique d'embolie pulmonaire

Dans notre série, aucune classe de probabilité clinique n'a été corrélée avec un mauvais pronostic aussi bien pour le score de Wells que pour le score de Genève **(tableau n°XXXVIII)**.

Tableau n°XXXVIII : *Corrélation entre scores de probabilité clinique et pronostic*

Scores de probabilité clinique	Résultats	survivants	décédés	p
Score de Wells	Faible	3	5	
	Moyenne	1	1	0,940
	Forte	9	15	
Score de Genève	Faible	2	1	
	Intermédiaire	18	11	0,928
	Faible	1	1	

2.6-Examens complémentaires de présomption

2.6.1- Radiographie thoracique

Dans notre série, la radiographie thoracique n'a été disponible le jour de l'embolie pulmonaire que pour 32 patients. La présence d'une anomalie radiologique n'a pas été corrélée à un mauvais pronostic. Aucune des anomalies analysées séparément n'a été corrélée avec une évolution défavorable **(tableau n°XXXIX)**.

Tableau n°XXXIX : *Corrélation entre anomalies à la radiographie thoracique et pronostic*

Signes radiographiques		survivants	décédés	P
Radiographie thoracique normale	oui	12	5	0,169
	non	7	8	
Amputation vasculaire	oui	0	1	0,219
	non	19	12	
Foyer pulmonaire	oui	2	3	0,337
	non	17	10	
Anomalie de la transparence	oui	4	1	0,307
	non	15	12	
Syndrome alvéolaire	oui	1	3	0,135
	non	18	10	
pneumothorax	oui	1	3	0,135
	non	18	10	

2.6.3- Electrocardiogramme

Dans notre série, seule la présence d'un bloc de branche droit (BBD) a été corrélée à une évolution défavorable (p = 0,04) **(tableau n°XXXX)**.

Tableau n°XXXX : Corrélation entre anomalies électrocardiographiques et pronostic

Anomalies électro cardiographiques		survivants	décédés	P
Tachycardie	*oui*	15	8	0,295
	non	2	3	
BBD	*oui*	1	3	0,04
	non	16	7	
Ondes « T » négatives	*oui*	3	4	0,264
	non	14	7	

2.6.4- Les gaz du sang

Dans notre série, aucun paramètre gazométrique n'a été corrélé de façon significative à une évolution défavorable **(tableau n°XXXXI)**.

Tableau n° XXXXI: Corrélation entre anomalies gazométriques et pronostic

Anomalies gazométriques		Moyennes	Ecarts types	p
pH	*Survivants*	7,42	0,05	0,68
	Décédés	7,41	0,08	
PaO$_2$ (mmHg)	*Survivants*	104,28	35,16	0,34
	Décédés	92,25	33,71	
PaCO$_2$ (mmHg)	*Survivants*	34,96	6,32	0,51
	Décédés	33,51	5,36	
HCO$_3$- (mmol/L)	*Survivants*	23,47	3,53	0,134
	Décédés	21,27	4,49	
PaO$_2$/FiO$_2$ (mmHg)	*Survivants*	167,3	55,31	0,767
	Décédés	160,71	64,90	

2.6.5- Echographie veineuse et doppler des membres inférieurs

Dans notre série, la présence d'une thrombose veineuse profonde (TVP) chez les patients ayant eu une échographie veineuse des membres inférieurs n'a pas été corrélée avec un mauvais pronostic (p = 0,165).

2.6.6- Echocardiographie trans-thoracique

Dans notre série, cet examen a été pratiqué pour un seul patient dont l'évolution a été favorable.

2.7-Examens complémentaires de confirmation

2.7.1- Angio scanner thoracique

Dans notre série, le caractère proximal ou distal de l'embolie pulmonaire n'a pas été corrélé à un mauvais pronostic (P = 0,077).

Cependant, nous devons signaler que parmi les 2 patients ayant une EP distale, des ATCDS cardio-respiratoires (Insuffisance cardiaque + Asthme) ont été retrouvées chez un patient **(tableau n°XXXXII)**.

Tableau n°XXXXII : *Corrélation entre le siège de l'embolie pulmonaire et le pronostic*

Embolie pulmonaire	survivants	Décédés	Effectif
proximale	19	11	30
distale	0	2	3
Total	19	13	33

P = 0,077

2.7.2- Scintigraphie de perfusion

Dans notre série, cet examen a été pratiqué pour un seul patient dont l'évolution a été favorable.

2.8-Autres examens biologiques

Dans notre série, les patients ayant présenté une évolution défavorable avaient une glycémie et une kaliémie significativement plus élevées par rapport aux survivants. De même, le taux de plaquettes a été significativement plus élevé chez les survivants (p = 0,038) (tableau **n°XXXXIII ; Figure n° 19).**

Tableau n°XXXXIII : Corrélation entre examens biologiques lors de la découverte de l'embolie pulmonaire et pronostic

Données biologiques		Moyennes	Ecarts types	p
Globules blancs (Elts/mm³)	Survivants	15795	7926	0,579
	Décédés	14325	5816	
Hémoglobine (g/dl)	Survivants	10	1,44	0,509
	Décédés	9,65	1,34	
Plaquettes (Elts/mm³)	Survivants	278952	127982	0,031
	Décédés	187750	71721	
TP (%)	Survivants	67,48	12,04	0,533
	Décédés	64,69	13,29	
Urée (mmol/l)	Survivants	7,18	3,63	0,056
	Décédés	10,01	4,54	
Créatinine (µmol/l)	Survivants	70,29	34,32	0,996
	Décédés	70,23	18,86	
Glycémie (mmol/l)	Survivants	7,24	1,55	0,038
	Décédés	9,35	3,95	
ASAT (UI/l)	Survivants	69,71	66,36	0,150
	Décédés	41,31	24,24	
ALAT (UI/l)	Survivants	90,33	142,41	0,31
	Décédés	47,08	31	
Bilirubine totale (µmol/l)	Survivants	23,21	14,02	0,176
	Décédés	30,70	15,19	
Natrémie (mmol/l)	Survivants	140,04	5,38	0,183
	Décédés	142,76	6,09	
Kaliémie (mmol/l)	Survivants	3,71	0,48	0,036
	Décédés	4,23	0,88	

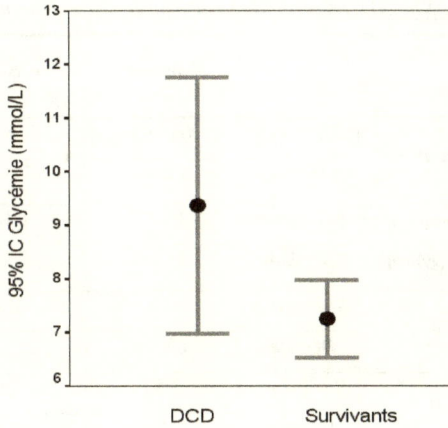

Figure n°19: *Corrélation entre la glycémie le jour de l'embolie pulmonaire et le pronostic*

2.9-Traitements le jour de découverte de l'embolie pulmonaire

2.9.1- La ventilation mécanique

Dans notre série,[la nécessité d'instaurer ou de poursuivre la ventilation mécanique le jour de découverte de l'embolie pulmonaire n'a pas été corrélée à un mauvais pronostic (90,47 % Vs 100 % ; p = 0,251)

Pour les patients ventilés le jour de l'embolie pulmonaire, aucune différence significative n'a été retrouvée entre survivants et décédés concernant les paramètres de ventilation **(tableau n°XXXXIV)**.

Tableau n°XXXXIV : Corrélation entre paramètres de ventilation et pronostic

Paramètres de ventilation		Moyennes	Ecarts types	p
Volume courant (ml)	Survivants	635,95	82,821	0,802
	Décédés	628,92	67,318	
Fréquence respiratoire (c/min)	Survivants	15,47	1,46	0,688
	Décédés	15,69	1,54	
FiO₂ (%)	Survivants	56,32	13,82	0,245
	Décédés	63,85	22,18	
PEEP (cmH₂O)	Survivants	3,84	2,734	0,34
	Décédés	5	4,041	
PaO2/FiO2 (mmHg)	Survivants	167,3	55,31	0,767
	Décédé	160,71	64,90	

2.9.2- La sédation

Tous les patients ventilés ont été sous sédation le jour de l'embolie pulmonaire.

2.9.3- L'anti coagulation

2.9.3.1- L'héparine

Dans notre série, le type de l'héparine prescrite pour le traitement de l'embolie pulmonaire n'a pas été corrélé au pronostic (p = 0,724) **(tableau n°XXXXV)**.

Tableau n°XXXXV : Corrélation entre type d'héparine et pronostic

Type d'héparine	survivants	Décédés	Effectif
HNF	20	12	32
HBPM	1	1	2
Total	21	13	34

p = 0,724

2.9.3.2- Les anti-vitamine « K »(AVK)

Dans notre série, le relai de l'héparine par des AVK a été corrélé à un meilleur pronostic par rapport aux patients dont le traitement anticoagulant a été assurée par héparine seule (p = 0,041) **(tableau n°XXXXVI)**.

Tableau n°XXXXVI : *Corrélation entre relai de l'héparine par AVK et pronostic*

Relai par AVK	survivants	Décédés	Effectif
Oui	18	7	25
Non	3	6	9
Total	21	13	34

p = 0,041

2.9.4- Les catécholamines

Dans notre série, la nécessité de recourir aux catécholamines le jour de survenue de l'embolie pulmonaire est corrélée avec une évolution défavorable (p = 0,003) **(tableau n°XXXXVII)**.

Tableau n°XXXXVII : *Corrélation entre l'administration de catécholamines et le pronostic*

Catécholamines	Survivants	Décédés	Effectif
Oui	4	9	13
Non	17	4	21
Total	21	13	34

p = 0,003

2.10- Evolution et pronostic

2.10.1- Les défaillances d'organes

Dans notre série, la survenue d'une ou de plusieurs défaillances d'organe n'a pas été corrélée à un mauvais pronostic (p = 0,251) **(tableau n°XXXXVIII)**.

<u>*Tableau n°XXXXVIII*</u> : *Corrélation entre défaillances d'organe et pronostic*

Défaillances d'organe	Survivants	Décédés	Effectif
Oui	19	13	32
Non	2	0	2
Total	21	13	34

p = 0,251

Cependant, un nombre de défaillances d'organes > 3 est significativement corrélé avec une évolution défavorable (p = 0,021) **(tableau n°XXXXIX, Figure n°20)**.

<u>*Tableau n°XXXXIX*</u> : *Corrélation entre nombre de défaillances d'organes et pronostic*

Nombre de défaillances d'organes	Survivants	Décédés	Effectif
≤ 3	21	10	31
>3	0	3	3
Total	21	13	34

p = 0,021

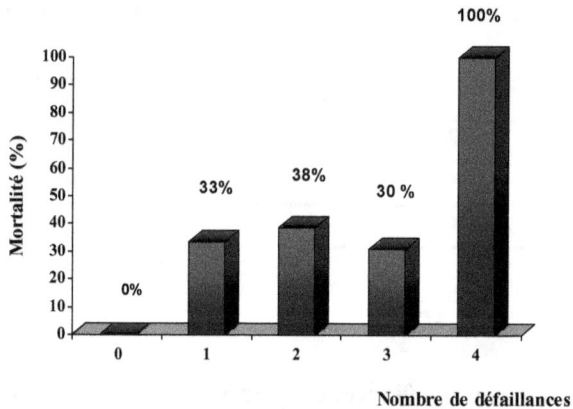

<u>*Figure n°20*</u> : *Mortalité en fonction du nombre de défaillances d'organe*

2.10.2- Les complications liées au traitement anticoagulant

2.10.2.1 Les complications hémorragiques

Dans notre série, la survenue d'une complication hémorragique n'a pas été corrélée avec un mauvais pronostic (p = 0,855) **(tableau n° XXXXX)**.

Tableau n°XXXXX : *Corrélation entre complications hémorragiques et pronostic*

Complications hémorragiques	Survivants	Décédés	Effectif
oui	2	1	3
non	19	12	31
Total	21	13	34

p = 0,855

2.10.2.2 Thrombopénie sous héparine

Dans notre population, la survenue d'une thrombopénie sous héparine suite à l'initiation du traitement anti coagulant a été corrélée avec un mauvais pronostic (p = 0,014) **(tableau n°XXXXXI)**.

Tableau n°XXXXXI : *Corrélation entre thrombopénie sous héparine et pronostic*

Thrombopénie sous héparine	Survivants	Décédés	Effectif
oui	2	6	8
non	19	7	26
Total	21	13	34

p = 0,014

2.10.3- Les complications liées à la ventilation mécanique

2.10.3.1- La durée de la ventilation mécanique

Dans notre série, une ventilation mécanique (VM) de plus de 7 jours n'a pas été corrélée avec un mauvais pronostic (p = 0,248) **(tableau n° XXXXXII)**.

Tableau n°XXXXXII : *Corrélation entre durée de la ventilation mécanique et pronostic*

Durée de VM	Survivants	Décédés	Effectif
≤ 7 jours	3	4	7
>7 jours	18	9	27
Total	21	13	34

p = 0,248

2.10.3.2- Les pneumonies acquises sous ventilation mécanique:

La survenue d'une pneumonie acquise sous ventilation mécanique (PAVM) chez nos patients n'a pas été corrélée avec une évolution défavorable (p = 0,481) **(tableau n°XXXXXIII)**.

Tableau n°XXXXXIII : *Corrélation entre PAVM et pronostic*

PAVM	Survivants	Décédés	Effectif
oui	12	9	21
non	9	4	13
Total	21	13	34

p = 0,481

2.10.4- Les complications liées aux infections nosocomiales

Dans notre série, la survenue d'une infection nosocomiale au cours de l'hospitalisation en réanimation (quelle que soit sa localisation), n'a pas été corrélée avec un mauvais pronostic (p = 0,778) **(tableau n°XXXXXIV)**.

Tableau n°XXXXXIV : *Corrélation entre infections nosocomiales et pronostic*

Infection nosocomiale	Survivants	Décédés	Effectif
oui	17	10	27
non	4	3	7
Total	21	13	34

p = 0,778

2.10.5- Evolution des paramètres biologiques

2.10.5.1 Taux d'hémoglobine

Le suivi des paramètres de la numération formule sanguine montre que les taux d'hémoglobine ne devient corrélé au pronostic que quatre jours après la survenue de l'embolie pulmonaire (p = 0,04) **(Figure n° 21)**.

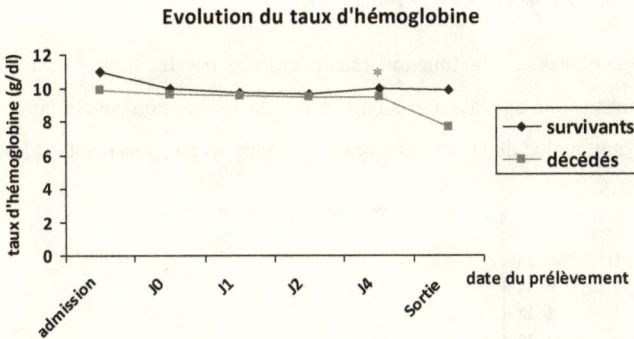

Figure n°21 : *Corrélation entre le taux d'hémoglobine et le pronostic*

2.10.5.2 Taux de plaquettes

L'évolution du taux de plaquettes montre une tendance à la thrombopénie qui s'aggrave progressivement sous héparine chez les patients ayant une évolution défavorable. Cette différence est statistiquement significative à J0 (p = 0,032), J4 (p = 0,05) et au dernier jour d'hospitalisation au service de réanimation (p = 0,038) par rapport à la survenue de l'embolie pulmonaire **(Figure n° 22)**.

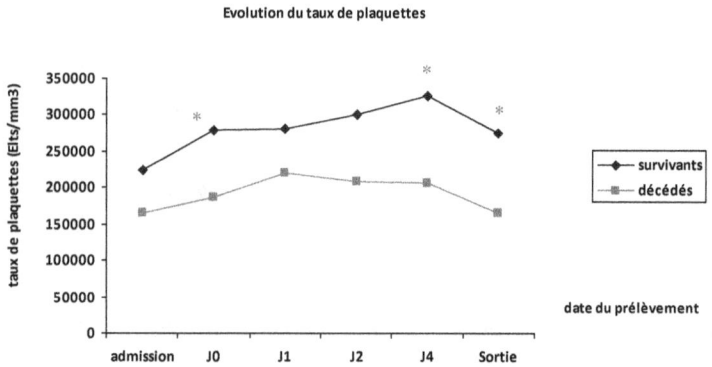

Evolution du taux de plaquettes

Figure n°22: Corrélation entre le taux de plaquettes et le pronostic

2.10.5.3 Evolution de la fonction rénale

L'évolution de la fonction rénale évaluée par les taux d'urée plasmatiques montre une aggravation significative de la fonction rénale chez les patients ayant évolué de façon défavorable par rapport aux survivants **(Figure n° 23)**.

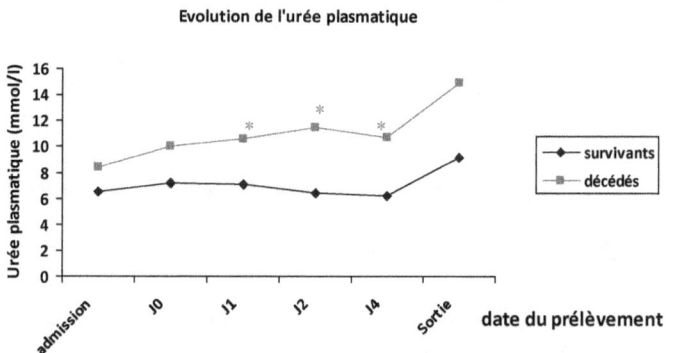

Evolution de l'urée plasmatique

Figure n°23: Corrélation entre le taux d'urée plasmatique et le pronostic

2.10.5.4 Evolution de la glycémie

Dans notre série, la glycémie n'a été significativement plus élevée chez les patients décédés que le jour du diagnostic de l'embolie pulmonaire (p = 0,038). **(Figure n°24).**

Evolution de la glycémie

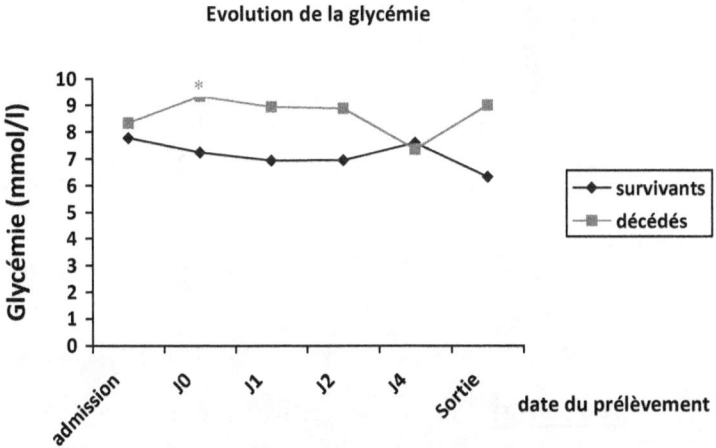

Figure n°24 : Corrélation entre la glycémie et le pronostic

2.10.5.5 Evolution de la natrémie

Dans notre série, la natrémie n'a été différente de façon statistiquement significative entre les survivants et les décédés que le jour d'admission en réanimation (p = 0,021) **(Figure n°25).**

Evolution de la natrémie

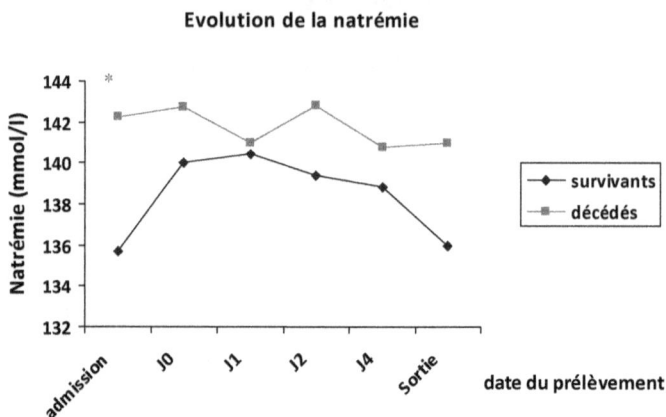

Figure n°25 : Corrélation entre la natrémie et le pronostic

Au total, les facteurs prédictifs d'une évolution défavorable en réanimation identifiés en analyse uni-variée sont résumés dans les tableaux suivants **(tableaux n°55, 56, 57)**.

Tableau n° 55 : Tableau récapitulatif de l'analyse univariée des éléments épidémiologiques, cliniques et biologiques à l'admission

paramètres	Evolution favorable	Evolution défavorable	p
Age > 55 ans (%)	14,3	53,8	0,014
Hyperthermie (%)	4,7	30,7	0,037
Natrémie (mmol/l)	135,7	142,2	0,021
Hyponatrémie (%)	47,6	15,38	0,043
Hypernatrémie (%)	0	38,46	0,003
Urée > 8mmol/l (%)	19	53,84	0,035

Tableau n° 56 : Tableau récapitulatif de l'analyse univariée des éléments cliniques, para cliniques et thérapeutiques le jour de l'embolie pulmonaire

paramètres	Evolution favorable	Evolution défavorable	p
Délai de survenue de l'EP ≤ 5 jours (%)	9,5	46,15	0,014
Etat de choc (%)	19,04	69,23	0,003
Catécholamines (%)	19,04	69,23	0,003
BBD (%)	5,88	36,36	0,04
Défaillances d'organe >3 (%)	0	23,07	0,021
Plaquettes (élts/mm3)	278952	187750	0,031
Glycémie (mmol/l)	7,24	9,35	0,038
Kaliémie (mmol/l)	3,71	4,23	0,036

Tableau n° 57 : Tableau récapitulatif de l'analyse univariée des éléments thérapeutiques au cours de l'évolution des patients en réanimation

paramètres	Evolution favorable	Evolution défavorable	p
Relais par AVK (%)	85,7	53,84	0,041
Thrombopénie sous héparine (%)	9,52	46,15	0,014
KTC fémoral (%)	5,26	50	0,004

3-ANALYSE MULTIVARIEE DES FACTEURS PRONOSTIQUES :

L'ensemble des facteurs identifiés en analyse univariée comme étant associés à un mauvais pronostic ont été incorporés en analyse multivariée. Après cette analyse, les facteurs indépendants qui restent toujours prédictifs d'un mauvais pronostic sont : la présence d'un état de choc le jour de l'embolie pulmonaire (OR=9,96) et l'apparition d'une thrombopénie sous héparine (OR=32,53). (Tableau n° 58).

Tableau n° 58 : *Analyse multivariée des facteurs de mauvais pronostic*

	OR	Inférieur (95	Supérieur	
BBD le jour de l'embolie	0,083	8,67	0,85	66,5
Hyperthermie à l'admission	0,131	2,12	0,857	739,3
	0,256	3,029	0,447	20,518
Délai ≤5 jours	0,188	7,01	0,386	127,74
Glycémie le jour de l'embolie pulmonaire	0,126	5,160	0,629	42,311

4- L'EVOLUTION INTRA HOSPITALIERE

4.1- ANALYSE UNIVARIEE

De la même façon, l'analyse univariée des différentes variables en fonction de l'évolution intra-hospitalière permet de dégager les paramètres suivants comme étant corrélés de façon statistiquement significative avec une évolution défavorable **(tableau n°XXXXXIX)** :

Tableau n° XXXXXIX : *Tableau récapitulatif de l'analyse univariée de l'évolution intra hospitalière en fonction des différents éléments cliniques, para cliniques et thérapeutiques*

paramètres	Evolution favorable	Evolution défavorable	p
Age > 55 ans (%)	15	57,14	0,01
Infection évolutive à l'admission (%)	0	21,43	0,03
Natrémie à l'admission (mmol/l)	135,8	141,57	0,043
Délai ≤5 jours (%)	10	42,86	0,026
BBD le jour de l'EP (%)	0	28,57	0,011
Etat de choc le jour de l'EP (%)	20	64,28	0,009
Catécholamines le jour de l'EP (%)	20	64,28	0,009
Noradrénaline le jour de l'EP (%)	10	57,14	0,003
Défaillances d'organes >3 (%)	0	21,42	0,03
Kaliémie le jour de l'EP (mmol/l)	3,71	4,23	0,045
Plaquettes le jour de l'EP (Elts/mm^3)	220894	175142	0,048
Thrombopénie sous héparine (%)	5	50	0,02

4.2- Analyse multivariee

L'analyse multivariée a montré que les facteurs prédictifs d'une évolution fatale dans l'hôpital sont :

♦ Le choc le jour de l'embolie pulmonaire (p=0,004 ; OR= 8,43 ; IC = 1,1 - 65,4)

♦ Un nombre de défaillances viscérales > 3 (p=0,002 ; OR= 3,7 ; IC= 1,4 - 31,3)

5-LES FACTEURS PREDICTIFS DE SURVENUE D'UNE EMBOLIE PULMONAIRE

5.1-Analyse univariee

Dans notre étude, nous avons également inclus une population de patients admis soit pour traumatisme crânien isolé soit pour polytraumatisme et chez lesquels le diagnostic d'une embolie pulmonaire n'a pas été suspecté, afin de dégager les éléments prédictifs de cette complication. L'analyse univariée des différents paramètres a permis de dégager les facteurs suivants comme étant corrélés de façon statistiquement significative à la survenue d'une embolie pulmonaire **(tableaux n° XXXXXX)** :

Tableau n° XXXXXX : *Tableau récapitulatif des éléments prédictifs de survenue d'une embolie pulmonaire*

Facteurs prédictifs	Embolie pulmonaire (+)	Embolie pulmonaire (-)	p
Age >40 ans(%)	55,9	33,3	0,03
ISS >25	76,2	73	0.79
SAPSII >25	73,53	45,23	0,013
Hémorragie méningée (%)	58,82	26,2	0,004
Traumatisme du rachis (%)	32,35	7,14	0,005
PaO2/FiO2 < 200 mmHg	54,83	15	0,005
Taux de plaquettes > 150 000 Elts/mm³	76,47	54,76	0,049
TP >55%	76,47	54,76	0,049

5.2- Analyse multivariee

L'ensemble des facteurs associés de façon statistiquement significative à la survenue d'une embolie pulmonaire selon l'analyse univariée ont été incorporés en analyse multivariée. Selon cette analyse, les facteurs associés de façon significative à la survenue d'une embolie pulmonaire sont : Un âge > 40 ans (OR = 4,57), l'hémorragie méningée (OR = 12,81), le traumatisme du rachis (OR = 13,68), un taux de plaquettes >150 000 Elts/mm^3 a l'admission (OR = 7,93), un rapport PaO2/FiO2 < 200 mmHg (OR = 6,31) et un SAPSII > 25(OR = 4,48). **(Tableau n° XXXXXXI).**

Tableau n° XXXXXXI : Analyse multivariée des facteurs prédictifs de survenue d'une embolie pulmonaire

Paramètre	p	OR	IC (95%)	
			Inférieur	Supérieur
Age > 40 ans	0,038	4,57	1,086	19,264
SAPSII > 25	0,046	4,48	1,025	19,602
PaO$_2$/FiO$_2$ < 200 mmHg	0,025	6,31	1,261	31,645
Taux de plaquettes >150 000 Elts/mm^3	0,018	7,93	1,421	44,339
Hémorragie méningée	0,001	12,81	2,712	60,531
Traumatisme du rachis	0,007	13,68	2,013	93,065

DISCUSSION

Le polytraumatisme constitue un problème de santé publique à l'échelle internationale, en effet, il représente la première cause de mortalité chez la population âgée de moins de 40 ans avec des séquelles qui peuvent être invalidantes [76]. Ce problème reste encore à nos jours une source de dépenses hospitalières importantes et impose une charge de soins lourde [10], en effet, la durée annuelle cumulée d'hospitalisation pour polytraumatisme dépasse celle des patients admis pour insuffisance cardiaque congestive ou pour une pathologie néoplasique [76].

Durant leur séjour en réanimation, l'évolution de ces patients peut être émaillée de nombreuses complications telles que les infections nosocomiales et les différentes défaillances d'organes. Parmi ces complications, les accidents thromboemboliques, et particulièrement l'embolie pulmonaire peuvent constituer un tournant évolutif chez ces patients. En effet, l'embolie pulmonaire pose chez les polytraumatisés non seulement des problèmes diagnostiques mais aussi des problèmes de prise en charge thérapeutique chez des patients ayant souvent des contres indications au traitement anticoagulant.

Ainsi, dans notre étude, il nous a paru intéressant d'analyser l'impact de la survenue d'une embolie pulmonaire sur le pronostic des patients admis pour polytraumatisme et d'individualiser pour cette même population les facteurs qui pourraient prévoir la survenue de cette complication.

1-DONNEES EPIDEMIOLOGIQUES

1.1-Incidence de l'embolie pulmonaire chez les polytraumatisés

L'embolie pulmonaire (EP) et la thrombose veineuse profonde (TVP) constituent les deux versants de la maladie veineuse thrombo-embolique. En effet, 79 % des patients pour lesquels le diagnostic d'embolie pulmonaire est retenu présentent également une TVP alors que plus que 50 % des patients ayant une TVP présentent secondairement une EP [201]. L'embolie pulmonaire constitue une cause importante de mortalité et de morbidité : Aux états unis, on dénombre chaque année 5 Millions de thrombose veineuse profonde, 600 000 cas d'embolie pulmonaire responsables de 50 000 à 200 000 décès par an [181].

L'association entre polytraumatisme et embolie pulmonaire est connue depuis une longue date. En effet, en 1934, J. S MacCartney [144] a rapporté cette association avec une fréquence plus élevée chez les patients ayant un traumatisme des membres inférieurs. Cette observation a été suivie de nombreuses études autopsiques qui ont montré que cette association était non seulement fréquente, mais souvent non diagnostiquée en pré-mortem [42,210].

L'incidence des accidents thromboemboliques post traumatiques est variable entre 7 et 80 % alors que celle de l'embolie pulmonaire varie entre 1 et 6 % [9, 68,122]. Cette grande variabilité est expliquée par l'hétérogénéité des populations étudiées (caractéristiques démographiques, nature des lésions, sévérité du traumatisme…), l'hétérogénéité des modalités de prophylaxie utilisées contre les accidents thrombo-emboliques et la variabilité des moyens utilisés pour le diagnostic.

Dans une étude prospective concernant 349 polytraumatisés qui n'ont pas bénéficié de mesures préventives contre les accidents thromboemboliques Geerts et al [76] ont trouvé une fréquence de TVP (détectée par phlébographie) de 58 % alors que l'embolie pulmonaire n'a été retrouvée que dans 2 % des cas. Parmi les patients ayant présenté une embolie pulmonaire, l'évolution a été défavorable dans 43 % des cas.

L'incidence réelle de l'embolie pulmonaire chez les polytraumatisés serait sous estimée. En effet, la majorité des données épidémiologiques disponibles ne concernent que les EP symptomatiques. Dans une étude prospective portant sur 94 patients admis pour polytraumatisme modéré ou sévère (ISS ≥9), Schultz et al [205] ont rapporté une incidence d'embolie pulmonaire asymptomatique estimée à 24 % des cas. Le diagnostic a été posé par l'angioscanner thoracique réalisé entre J3 et J7 post traumatique, et dans 75 % des cas, ces embolies étaient sous segmentaires. Cette incidence est similaire à celle rapportée par des études autopsiques effectuées chez des polytraumatisés qui décèdent d'une cause non thromboembolique [98,205]. Elle est également comparable à celle des patients sans TVP et qui subissent une chirurgie abdominale ou orthopédique lourde et pour lesquels l'embolie pulmonaire a été diagnostiquée par une scintigraphie de perfusion [205, 252].

Dans notre série, l'embolie pulmonaire a été retrouvée chez 3.18 % de l'ensemble des polytraumatisés qui ont été admis entre le 01/01/2005 et le 31/12/2008. Ce résultat serait en accord avec les données de la littérature [9, 68,122]. Cependant, nous pensons que l'incidence rapportée dans notre étude est sous estimée pour diverses raisons :

- Des embolies pulmonaires minimes qui sont passées inaperçues ;
- Des embolies pulmonaires gravissimes avec une évolution vers le décès avant d'aboutir à un diagnostic de certitude ;
- Les moyens diagnostiques utilisés dans notre étude qui reposent presque exclusivement sur l'angioscanner thoracique or cette technique est peu sensible pour les embolies pulmonaires distales [43].

1.2- Facteurs de risque de l'embolie pulmonaire chez les polytraumatisés

1.2.1-Facteurs démographiques

1.2.1.1- L'âge

L'âge avancé constitue un facteur de risque d'accident thromboembolique. Dans deux études américaines [6, 214], l'incidence d'embolie pulmonaire double par tranche de 10 ans d'âge. Chez les polytraumatisés, l'incidence de l'embolie pulmonaire augmente également avec l'âge. En effet, dans une étude rétrospective [236] portant sur 318554 patients inclus pour polytraumatisme à partir du registre de « North Carolina Hospitals », l'incidence de l'embolie pulmonaire était de 0,05 % pour les patients âgés de moins de 55 ans alors qu'elle était de 0,7 % pour les patients âgé de plus de 55 ans (p = 0,0001). Ce ci pourrait être expliqué par des morbidités plus importantes aggravant la sévérité du traumatisme et par une immobilisation souvent plus prolongée par rapport aux patients moins âgés [236].

Dans notre série, l'âge > 40 ans constitue un facteur de risque indépendant qui expose à la survenue d'une embolie pulmonaire (OR = 4,57 ; p = 0,038).

1.2.1.2- Le sexe

Une prédominance féminine des embolies pulmonaires a été globalement rapportée dans la majorité des séries de la littérature en particulier dans les études ICOPER (International Cooperative Pulmonary Embolism Registry) [86] et PIOPED (Prospective Investigation Of Pulmonary Embolism Diagnosis) [192]. Cependant, l'incidence des embolies pulmonaires post traumatiques est plus importante chez les hommes que chez les femmes [6, 87,214]. Ceci pourrait être expliqué par la fréquence plus élevée des polytraumatismes et par la gravité et la violence de ces traumatismes chez les patients de sexe masculin [13].

1.2.2-La sévérité du traumatisme

Les données de la littérature concernant l'impact de la sévérité du traumatisme sur le risque de survenue d'embolie pulmonaire sont assez discordantes. En effet, dans l'étude PTOS (Pennsylvania Trauma Outcome Study) où Page et al [185] ont inclus de façon rétrospective 94 044 polytraumatisés, un ISS > 15 était un facteur de risque indépendant de survenue d'une embolie pulmonaire (OR = 1,88). Tuttle-Newhall et al [236] ont également rapporté dans leur série de 318554 polytraumatisés inclus à partir du registre de « North Carolina Hospitals » une corrélation statistiquement significative entre l'ISS et le risque de survenue d'embolie pulmonaire (r = 0,34, r^2 = 0,12, p=0,02).

Contrairement à ces conclusions, la sévérité du traumatisme évaluée par le score ISS n'était pas un facteur prédictif de survenue d'embolie pulmonaire aussi bien dans la série de Geerts [76] que dans celle de Knudson [121].

Dans notre série également, nous n'avons pas trouvé une corrélation significative entre un ISS élevé et la survenue d'une embolie pulmonaire.

1.2.3- La nature des lésions

1.2.3.1- Le traumatisme crânien

Le traumatisme crânien est connu comme un facteur de risque de survenue de complications thromboemboliques [116, 121, 177, 254]. Cependant, cette information a été remise en cause en 1994 par Geerts et al [76] qui n'ont pas trouvé de corrélation entre la présence d'un traumatisme crânien majeur et la survenue d'une embolie pulmonaire [76]. Ce même résultat a été retrouvé dans une autre étude [185]. Ces résultats doivent être pris avec caution, en effet :

- Dans les deux dernières séries [76, 185], la nature exacte de la lésion intracrânienne n'a pas été précisée alors que certaines lésions telle que l'hémorragie intra-crânienne sont particulièrement pourvoyeuses de complications thromboemboliques ;

- Les modalités de prophylaxie contre les accidents thromboemboliques n'ont pas été précisées dans l'étude PTOS [185] alors que cette prophylaxie a été complètement absente pour tous les patients dans la série de Geerts [76].

Contrairement à ces résultats, un traumatisme crânien avec un Abbreviated Injury Score (AIS) $\geq$ 3 était un facteur indépendant prédictif de survenue d'embolie pulmonaire dans la série de Knudson [121]. Selon Winchell et al [254], ce risque serait 7 fois plus important chez les patients ayant un traumatisme crânien (p = 0,008). Ce même résultat a été retrouvé dans d'autres études [53, 116, 177]. Ce ci pourrait être expliqué par l'immobilisation prolongée secondaire aux traumatismes crâniens, particulièrement pour les cas compliqués d'un déficit moteur [185, 119]. D'autre part, l'instauration d'une anti coagulation chez ces patients pourrait majorer les complications hémorragiques et par conséquent, elle est souvent évitée [119] à la phase précoce.

Plusieurs études ont rapporté une incidence élevée de complications thromboemboliques chez les patients présentant une hémorragie intracrânienne : L'hémorragie méningée post traumatique semble être associée à un risque plus élevé par rapport aux hémorragies spontanées intra cérébrales mais moins important par rapport aux hémorragies méningées spontanées [119, 83].

Dans notre série, le traumatisme crânien n'était pas un facteur prédictif de survenue d'embolie pulmonaire, mais la présence d'une hémorragie méningée était associée à un risque 12 fois plus important (p=0,001). Plusieurs autres études ont également rapporté une incidence plus élevée des complications thromboemboliques en cas d'hémorragie intra-crânienne, et particulièrement en cas d'hémorragie méningée [197, 235]. Fujii et al [72] ont même postulé que l'hémorragie intra-crânienne ne peut provoquer une activation de l'hémostase qu'en cas d'extension vers les espaces sous arachnoïdiens. Ce ci peut s'expliquer par la richesse de la substance grise en thromboplastines qui sont libérées par les cellules cérébrales lésées : Le passage systémique de ces molécules est facilité par la présence d'une hémorragie au niveau des espaces sous arachnoîdiens [72,197]. D'autres mécanismes physiopathologiques peuvent également expliquer les anomalies de l'hémostase au cours des hémorragies méningées à savoir l'augmentation de la pression intra-crânienne, le passage de fragments issus d'un thrombus intra crânien vers la circulation générale et l'irritation méningée sont impliqués dans l'activation de la coagulation [71,197, 229].

1.2.3.2- Le traumatisme du rachis

Parmi les patients polytaumatisés, les patients ayant un traumatisme médullaire sont les patients les plus exposés à la survenue de complications thromboemboliques [9,194]. En l'absence d'anti coagulation préventive, le risque de complications thromboemboliques varie entre 67 et 100 % [24,76, 172]. Chez ces patients, l'embolie pulmonaire constitue la troisième cause de mortalité [51, 243] avec une incidence qui n'a pas baissé durant ces 25 dernières années [51].

Dans une série de 243 patients inclus de façon rétrospective, Green et al [92] ont rapporté une incidence de 21 % de complications thrombo-emboliques avec 8 décès attribués à une embolie pulmonaire. Les facteurs de risque de survenue d'embolie pulmonaire dans cette population étaient un âge > 35 ans, la présence d'une pathologie cancéreuse et l'installation d'une paralysie flasque [92].

L'incidence plus élevée des complications thromboemboliques chez les traumatisés du rachis peut s'expliquer par les facteurs suivants :

- La difficulté d'assurer la prophylaxie contre les accidents thromboemboliques chez ces patients. En effet, les moyens mécaniques, même s'ils offrent une certaine sécurité ont prouvé leur infériorité par rapport aux moyens pharmacologiques [92, 199]. L'anticoagulation expose aux complications hémorragiques alors que les filtres caves majorent le risque de TVP [92] ;

- Les lésions médullaires sont souvent associées à un déficit moteur imposant une immobilisation prolongée qui constitue un facteur de risque de complications thromboembolique [172, 230].

Myllynen et al [172] rapportent une incidence de TVP de 100 % chez les patients ayant une paralysie secondaire à une lésion médullaire contre 0 % chez les patients ayant un traumatisme du rachis sans déficit moteur. Les formes spastiques sont à moindre risque car la spasticité réduit considérablement la capacitance veineuse [92, 105] ;

- Les traumatismes du rachis sont souvent associés à des lésions dont le traumatisme du pelvis et des membres inférieurs qui majorent considérablement le risque thromboembolique [92].

Les résultats de notre étude s'accordent avec les données de la littérature. En effet, le traumatisme du rachis constitue un facteur prédictif indépendant de survenue d'embolie pulmonaire avec un OR à 13 et p = 0,007.

1.2.3.3- Le traumatisme pelvien

Les patients présentant un traumatisme du pelvis présentent un haut risque de complications thromboemboliques [37, 41,61]. Dans la littérature, les incidences rapportées varient en fonction du moyen diagnostique utilisé : Cette incidence serait de 3 % en se limitant aux données de l'examen clinique [237] alors qu'elle serait de 12 % en utilisant l'échographie doppler veineuse des membres inférieurs [248]. Dans une série autopsique, Bergqvist [17] a rapporté que l'incidence des embolies pulmonaires chez les traumatisés du pelvis est estimée à 5,9 %. Dans notre série, le traumatisme pelvien n'a pas constitué un facteur favorisant la survenue d'embolie pulmonaire.

L'incidence plus élevée des complications thromboemboliques chez les patients présentant un traumatisme pelvien peut s'expliquer par les éléments suivants :

- L'immobilisation prolongée nécessaire chez ces patients, d'autant plus que ces lésions pelviennes s'associent souvent à un traumatisme des membres inférieurs, ce qui rend la reprise d'une activité physique excessivement lente [26, 165] ;
- La présence d'hématomes pelviens peut favoriser la survenue de thromboses veineuses profondes en comprimant les vaisseaux adjacents ce qui entraîne une stase veineuse [165].

1.2.3.4- Les fractures des membres inférieurs

Les patients ayant un traumatisme des membres inférieurs constituent également une population à haut risque de complications thromboemboliques du fait de l'immobilisation prolongée et des lésions vasculaires et endothéliales directes qui sont souvent associées à ce genre de traumatisme [69]. Dans l'étude de Geerts [76], la présence d'une fracture du fémur ou du tibia était un facteur de risque indépendant de survenue de thrombose veineuse profonde (OR = 4,8). De la même façon, Knudson [121] rapporte un risque de complications thromboemboliques qui est trois fois plus important en cas de traumatisme des membres inférieurs (p < 0,0001).

Dans une série de 1093 patients inclus de façon rétrospective pour traumatisme des membres inférieurs et/ou pour traumatisme du pelvis, Britt et al [26] ont rapporté que l'incidence des thromboses veineuses profondes est estimée à 9 % en cas de traumatisme isolé des membres inférieurs et que cette incidence remonte à 15 % en cas de traumatisme pelvien associé. L'incidence de l'embolie pulmonaire est estimée à 0,63 % en cas de traumatisme isolé des membres inférieurs et à 0,99 % en cas de traumatisme pelvien associé [26].

Dans notre étude, la présence d'un traumatisme des membres inférieurs n'a pas constitué un facteur de risque de survenue d'embolie pulmonaire.

Cependant, nous ne pouvons pas présenter des conclusions définitives vu le faible nombre des patients ayant des fractures des membres inférieurs.

1.2.3.5- Les interventions chirurgicales

Les interventions chirurgicales constituent un facteur de risque important de complications thromboemboliques en raison des lésions vasculaires et endothéliales qu'elles provoquent et en raison de l'immobilisation qui s'en suit en post opératoire, particulièrement pour les polytraumatisés. Le risque est variable en fonction de la nature de la chirurgie. En effet, le risque est estimé à 19 % pour les chirurgies générales, 24 % pour la neurochirurgie et 48 à 61% pour la chirurgie du bassin ou du genou [150]. Chez les polytraumatisés, la chirurgie est associée à un risque deux fois plus important dans l'étude de Geerts (p = 0,01) [76] et 4 fois plus important dans l'étude de Knudson (p < 0,0001) [121].

Dans notre série, la chirurgie n'était pas un facteur prédictif de survenue d'embolie pulmonaire même en s'intéressant au risque auquel les patients sont exposés en fonction du type de chirurgie.

1.2.3.6- Autres facteurs de risque

Certains facteurs de risque ne sont pas particuliers aux polytraumatisés. Cependant, leur coexistence avec le polytraumatisme pourrait majorer le risque thromboembolique. Parmi ces facteurs, on peut citer :

- Le tabagisme [87, 230] ;
- L'hypertension artérielle [87, 230] ;
- L'obésité [87, 230] ;
- La thrombophilie avec un déficit en protéine C, en protéine S ou en anti-thrombine III ainsi que le facteur V Leiden responsable d'une résistance à la protéine C exposent particulièrement aux complications thromboemboliques [87, 200,230].

- L'hyperhomocysteinémie s'associe à un risque thromboembolique 2 à 3 fois plus important par rapport à la population générale. Elle est en rapport avec un déficit en folates ou en vitamines B6 ou B12 [46,87, 230] ;

- Les atteintes néoplasiques : Les cellules néoplasiques produisent des molécules thrombine like ainsi que d'autres molécules pro coagulantes [87,174, 230] ;

- Le lupus érythémateux systémique et le syndrome des anticorps anti phospholipides peuvent se compliquer d'événements thromboemboliques [87, 230] ;

- Certains facteurs sont particuliers à la femme. En effet, la contraception orale double le risque de complications thromboemboliques alors que la grossesse s'associe à un risque 4 fois plus important [87, 143,230].

Au total, les accidents thromboemboliques sont fréquents chez les polytraumatisés. L'incidence de l'embolie pulmonaire post traumatique varie entre 1 et 6 %. Certains facteurs sont reconnus comme étant particulièrement associés à un risque accru : l'âge > 55 ans, le traumatisme sévère (ISS > 15) et la nature de la lésion traumatique initiale. En effet, les traumatismes crâniens compliqués d'une hémorragie méningée, les traumatismes du rachis, les traumatismes pelviens et le traumatisme des membres inférieurs sont particulièrement pourvoyeurs d'embolie pulmonaire.

2-PHYSIOPATHOLOGIE

L'embolie pulmonaire et les thromboses veineuses profondes constituent les deux volets d'une même maladie : la maladie veineuse thromboembolique.

Sur le plan physiopathologique, la maladie commence souvent par un thrombus au niveau des membres inférieurs (dans plus que 90 % des cas). Ce thrombus va ensuite migrer le long des veines fémorales, iliaques et la veine cave inférieure pour aller dans le ventricule droit où il sera envoyé par la suite au niveau du tronc de l'artère pulmonaire ou dans ses branches de division entraînant des conséquences respiratoires et hémodynamiques.

Dans ce chapitre, nous allons préciser :

* Les caractéristiques physiopathologiques des patients polytraumatisés ;

* Les mécanismes de formations du Thrombus ;

* Les conséquences hémodynamiques et respiratoires de l'embolie pulmonaire.

2.1. Caractéristiques physiopathologiques

Chez les patients polytraumatisés, le risque de complications thromboemboliques est augmenté du fait des caractéristiques spécifiques de cette population ayant souvent des réactions inflammatoires intenses avec des troubles de l'hémostase

2.1.1- Réaction inflammatoire post traumatique

Le polytraumatisme s'associe à une réaction inflammatoire qui peut expliquer la survenue d'une défaillance multi viscérale avec une évolution défavorable chez certains patients en l'absence de toute lésion organique accessible au traitement médical ou chirurgical [111]. Cette réaction est orchestrée par les polynucléaires neutrophiles (PNN), les macrophages, les lymphocytes et les cellules endothéliales.

L'activation de ces différentes cellules suite à la survenue d'un polytraumatisme s'associe à la libération de cytokines par les cellules inflammatoires. La phase aiguë est caractérisée par la production de cytokines pro-inflammatoires représentées par le TNFα, l'interleukine 1 (IL1), l'IL6 et l'IL8 [3,80, 111].

L'orage inflammatoire caractérisant la phase initiale du polytraumatisme s'associe à une apoptose des cellules endothéliales. Ce phénomène est induit par le TNFα, et l'IL1 mais il est potentiellement aggravé par l'hypoxie, souvent présente chez ces patients [95, 193, 220]. Les cellules endothéliales en apoptose expriment alors à leur surface le phosphatidyl-sérine qui constitue un facteur pro-coagulant participant à l'amplification des phénomènes thromboemboliques [19,111].

Les cellules endothéliales sont également responsables de la production de prostaglandine E2 et de NO à partir de la L-arginine grâce à une NO synthase endothéliale (NOSe) [111, 219]. Ces molécules ont une action vasodilatatrice mais elles interviennent également dans l'inhibition de l'activation et de l'adhésion plaquettaire lors de la formation du thrombus [111, 153]. Cependant, il a été démontré que la production de prostaglandine E2 et de NO peut être inhibée suite à l'exposition des cellules endothéliales au TNFα [111, 250, 251] ce qui pourrait expliquer en partie l'impact de l'inflammation sur les cellules endothéliales et son rôle dans la physiopathologie des complications thromboemboliques.

L'ensemble de ces réactions se traduit cliniquement par un syndrome inflammatoire de réponse systémique (SIRS). Ce syndrome a été retrouvé chez 55,9 % de nos patients à l'admission.

2.1.2-Troubles de l'hémostase post-traumatiques

Les facteurs physiopathologiques prédisposant à la constitution d'une thrombose ont été décrits par Virchow au 19ème siècle. Ces facteurs sont résumés par une triade qui comporte une lésion endothéliale, une stase veineuse et un état d'hypercoagulabilité [122, 149, 158]. Les polytraumatisés constituent ainsi une population à haut risque de complications thromboemboliques puisque ces trois facteurs sont souvent réunis :

2.2- *La Formation du thrombus*

Trois facteurs exposent à la formation de complications thromboemboliques. Ces trois ont été décrit par **Virchow** il y'a plus d'un siècle **(la Triade de Virchow)** : il s'agit de la stase sanguine, l'hypercoagulabilité et de la lésion pariétale.

2.2.1-Les lésions endothéliales

Les lésions endothéliales post traumatiques sont souvent retrouvées en cas de traumatisme vasculaire direct exposant une surface sous endothéliale thrombogène. Le rôle de ces lésions qui étaient considérées comme le « starter » de la constitution des thromboses a été remis en cause puisque même une surface endothéliale saine peut devenir thrombogène en dehors de tout traumatisme. C'est le cas de réaction inflammatoire sévère post traumatique qui s'associe à une libération de cytokines pro-thrombogènes [173, 228]. Ces cytokines sont également responsables de l'inhibition du système de fibrinolyse ce qui favorise la constitution et l'extension de la thrombose.

2.2.2- La stase veineuse

Chez les polytraumatisés, la stase veineuse est favorisée par l'immobilisation soit en raison d'une chirurgie soit en raison des procédures de réanimation qui imposent un alitement prolongé entraînant une baisse du débit sanguin dans le ou les membres concernés. Elle peut être aussi en rapport avec une compression d'une veine par un hématome ou par une position données lors d'un acte chirurgical. Ce facteur intervient particulièrement pour localiser les phénomènes thromboemboliques sans avoir un rôle majeur dans la genèse des thromboses [8,233].

2.2.3- L'état d'hypercoagulabilité

Ce facteur semble être le facteur déterminant dans la thrombogenèse chez les polytraumatisés et est retrouvé chez 80 à 85 % des patients [60,149]. L'origine de l'état d'hypercoagulabilité est multifactorielle, en effet, chez les polytraumatisés, on assiste à une activation excessive de la coagulation, une baisse des inhibiteurs de la coagulation et une inhibition de la fibrinolyse [18,60]. Dans une série de 135 polytraumatisés inclus de façon prospective, Selby et al [208] ont pratiqué des dosages de différents marqueurs de l'hémostase à l'admission, à J2 et J5 post traumatiques puis le jour de la pratique d'une phlébographie (J12–J14 post traumatiques). L'état d'hypercoagulabilité a été illustré par l'augmentation des marqueurs de la génération de thrombine (fragments 1 et 2 de la prothrombine et la fibrine soluble). Le défaut d'inhibition de la coagulation est reflété par l'absence d'augmentation concomitante du TFPI et du FXa-TFPI alors que la défaillance de la fibrinolyse est reflétée par une baisse du PAI1 à partir de la 48ème heure post traumatique [208]. Aucun de ces dosages n'a été corrélé à la survenue d'une complication thromboembolique. Ce-ci a été rapporté par d'autres études [149] ce qui pourrait suggérer que ces facteurs sont indispensables mais insuffisants à eux seuls pour la survenue de complications thromboemboliques. L'état d'hypercoagulabilité constitue une réaction généralisée et non pas une réaction limitée au site traumatisé. Ce ci est suggéré par le caractère bilatéral, segmentaire et discontinu des thromboses, rapporté dans certaines études [210, 211].

Cet état d'hypercoagulabilité est favorisé par l'hyperfibrinogénémie, souvent présente en cas d'inflammation aiguë et par la présence d'une anomalie constitutionnelle de l'hémostase (déficit en protéine « C » ou « S » ou déficit en anti-thrombine III ou une résistance à l'action de la protéine C (Facteur V Leiden)) [87, 211, 230]. De telles anomalies étaient présentes chez deux de nos patients.

L'activation plaquettaire joue également un rôle important pour entretenir l'état d'hypercoagulabilité. En effet, en cas de lésion endothéliale, ces cellules adhèrent au sous endothélium par leur récepteurs GPIb via le facteur Willebrand. Il s'en suit une activation plaquettaire qui se manifeste par l'expression des récepteurs GPIIbIIIa qui assurent l'agrégation plaquettaire, la libération du contenu des granules denses et des granules α et l'expression de l'antigène P-selectine (CD62P). Cette activation se manifeste également par la modification de la configuration plaquettaire exposant ainsi les phospholipides de surface qui assurent une amplification excessivement importante de la production de thrombine [106].

Ces trois facteurs jouent un rôle important dans la constitution d'une thrombose veineuse profonde. Leur rôle est également important dans la physiopathologie de l'embolie pulmonaire puisque jusqu'à 79 % des patients ayant une embolie pulmonaire présentent également une TVP, le plus souvent proximale [230]. L'absence de thrombophlébite chez ces patients traduit souvent une migration de la totalité du thrombus vers la circulation pulmonaire [202]. **Les Figures 26 et 27** schématisent respectivement les mécanismes de formation des thromboses et l'évolution des thromboses veineuses en dehors d'un diagnostic précoce et d'une prise en charge adéquate.

La **Figure 26** récapitule la triade de **Virchow**.

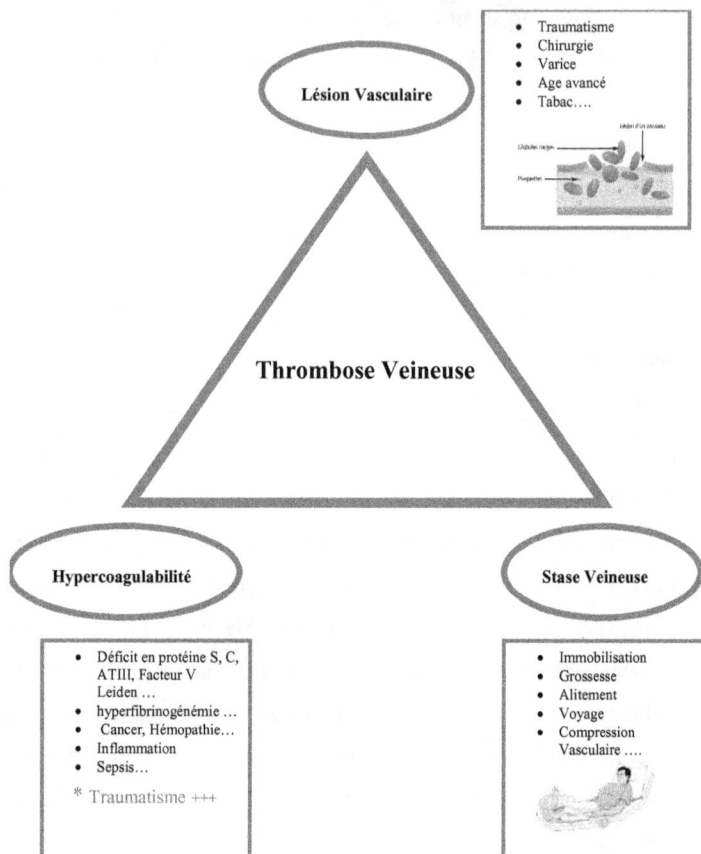

Figure n° 26 : Schématisation de la Triade De Virchow

TVP surale ——————→ TVP proximale ——————————→ EP clinique ou
1 semaine   extension 20-30%   EP (50%)   asymptomatique

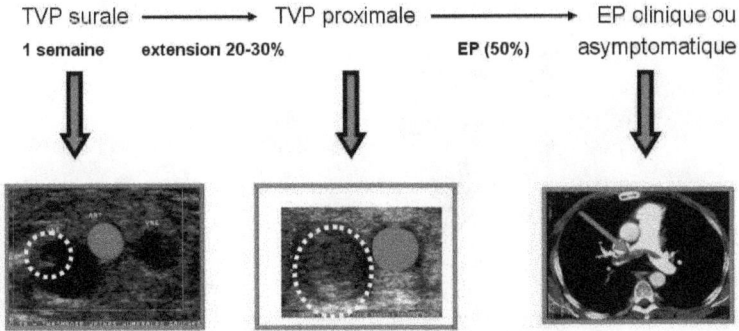

TVP = thrombose veineuse profonde
 EP   = embolie pulmonaire

Figure n°27 : Évolution naturelle de la MTEV (sans traitement).

2.3- conséquences hémodynamiques et respiratoires.

Une fois le thrombus est constitué au niveau des membres inférieurs, le plus grand risque est la migration dans circulation veineuse en passant par la veine cave inférieure, des cavités cardiaques droites pour passer dans la circulation pulmonaire. La conséquence est une oblitération brutale de l'artère pulmonaire ou de ses branches de division, entraînant des conséquences hémodynamiques et respiratoires **(Figure 28)**.

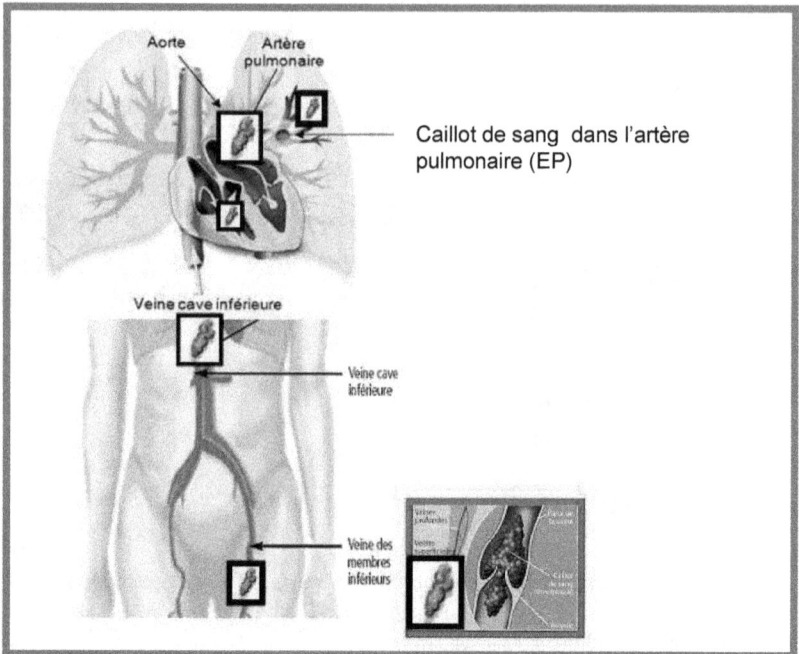

Figure n°28: *Schéma Récapitulatif de la formation du thrombus, sa migration le long de la veine cave inférieure jusqu'à la formation d'une embolie pulmonaire.*

2.3.1-Retentissement hémodynamique

L'embolie pulmonaire est à l'origine d'une augmentation de la post charge du ventricule droit (VD) qui peut être expliquée par l'obstacle mécanique à l'éjection du VD et par l'HTAP hypoxique qu'elle génère. Les conséquences hémodynamiques de l'embolie pulmonaire ne sont pas toujours proportionnelles à la taille de l'obstruction. En effet, une obstruction modérée survenant chez un patient ayant une fonction cardio-pulmonaire altérée peut avoir les mêmes conséquences hémodynamiques qu'une obstruction massive survenant chez un patient ayant une fonction cardio-respiratoire conservée

[49]. Ce ci nous amène à distinguer deux entités différentes : L'embolie pulmonaire massive qui est définie par une obstruction de plus de 50 % du lit vasculaire pulmonaire ou de deux ou plusieurs artères lobaires et l'embolie pulmonaire grave qui est définie par la survenue d'une instabilité hémodynamique indépendamment de la taille du thrombus [255].

Le fonctionnement du VD est caractérisé par une phase de contraction isovolumétrique et une phase de relaxation excessivement brèves avec une phase d'éjection qui se prolonge même après le pic de pression du ventricule droit ce qui explique l'extrême sensibilité du VD aux variations des conditions de charge [148]. En cas de survenue d'une embolie pulmonaire, l'augmentation de la post charge du VD entraîne une prolongation de la durée de la contraction isovolumétrique et du temps d'éjection systolique avec une augmentation de la consommation myocardique en oxygène. Ce-ci est aggravé par une baisse des apports en oxygène du fait de l'augmentation de la tension pariétale qui provoque une ischémie du VD. En effet, contrairement à la coronaire gauche, la vascularisation de la coronaire droite dépend à la fois de la diastole et de la systole. Ainsi, en cas d'augmentation de tension pariétale suite à une augmentation des résistances vasculaires pulmonaires, cette vascularisation se limite à la diastole ce qui favorise l'ischémie du ventricule droit. Ces conséquences sont particulièrement importantes en cas d'une occlusion même partielle de la coronaire droite ce qui explique l'importance du retentissement hémodynamique de l'embolie pulmonaire chez les patients ayant une réserve cardio-respiratoire altérée [148].

L'embolie pulmonaire grave se caractérise également par l'apparition d'une interdépendance ventriculaire qui participe à l'instabilité hémodynamique. Cette interdépendance est expliquée par la participation du septum inter ventriculaire (SIV) à la systole du VG mais aussi à celle du VD. L'augmentation de la post charge du VD entraîne une augmentation du VTDVD et de la PTDVD d'où la déviation du SIV vers le VG du fait du caractère inextensible du péricarde. Ce phénomène est à l'origine d'une réduction de la compliance du VG d'où l'installation d'un tableau de cœur pulmonaire aigu avec une réduction du volume d'éjection systolique et par conséquent du débit cardiaque [231].

En l'absence d'une levée rapide de l'obstacle, un cercle vicieux peut se constituer rapidement. En effet, l'augmentation de la PTDVD aboutit à l'apparition d'une insuffisance tricuspide responsable d'une congestion hépatique et rénale avec réduction de la pré-charge du VG et du débit cardiaque avec aggravation de l'ischémie myocardique [148].

La **figure 29** récapitule le retentissement hémodynamique de l'embolie pulmonaire.

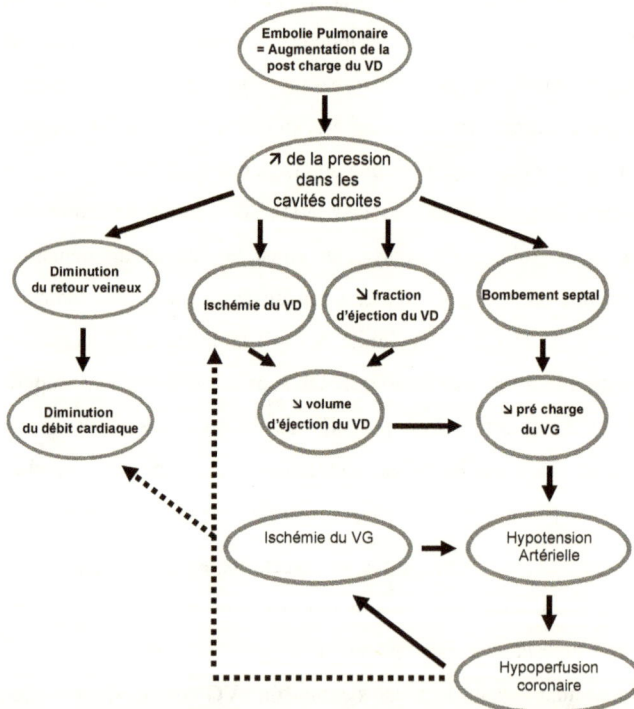

Figure n° 29 : *Schéma récapitulatif des Conséquences hémodynamiquse de l'embolie pulmonaire (***VD** : **ventricule droit, VG** : **ventricule gauche).**

2.3.2-Retentissement Respiratoire et Gazométrique

Le retentissement gazométrique de l'embolie pulmonaire est complexe, en effet, il dépend étroitement de la taille du thrombus, de l'état cardio-respiratoire sous jacent et de la durée de l'occlusion [45].

L'embolie pulmonaire est une source d'hétérogénéité des rapports ventilation/perfusion. En effet, dans le territoire de l'embolie, elle est responsable d'une obstruction vasculaire avec augmentation du rapport ventilation/perfusion (par baisse de la perfusion) d'où un effet **espace mor**t. Par contre, du coté sain le rapport ventilation/perfusion est diminué (par augmentation de la perfusion) d'où un **effet shunt.**

Par ailleurs, il va y avoir du côté atteint, une baisse de la capnie dans les alvéoles secondaire à l'hypoperfusion. Cette hypocapnie sera à l'origine d'une bronchoconstriction réflexe du même côté. Cette bronchoconstriction sera à l'origine d'une distribution de l'air vers le côté sain et donc d'améliorer le rapport ventilation/perfusion du coté non atteint [35, 138].

La première conséquence des modifications des rapports ventilation/perfusion est l'hypoxémie. Cette dernière est principalement due à l'effet shunt, mais elle peut être en rapport avec un shunt vrai par atélectasie ou ouverture du foramen ovale ou avec une baisse de la saturation veineuse en oxygène (secondaire à la baisse du débit cardiaque) [48,139, 142].

La deuxième conséquence est l'hypocapnie. Cette dernière est secondaire à l'hyperventilation réflexe induite par l'hypoxémie. Cette hypocapnie sera à l'origine d'une alcalose respiratoire.

Au stade ultime, et en cas d'épuisement du patient, une normo voire même une hypercapnie avec acidose respiratoire peut s'installer. De plus l'hypoxémie sévère ou non traitée entraîne une hypoxie cellulaire aboutissant à l'accumulation de l'acide lactique (par exagération du métabolisme en anaérobiose) ce qui favorise la survenue d'une acidose métabolique.

Au total, la survenue d'une complication thromboembolique est favorisée par l'association de trois facteurs : La stase veineuse, la lésion endothéliale et l'hypercoagulabilité (la triade de Virchow). Les polytraumatisés ont la particularité de réunir ces trois facteurs à la fois. D'autre part, la réaction inflammatoire intense associée au poly-traumatisme potentialise l'effet de ces facteurs. La survenue d'une embolie pulmonaire est souvent secondaire à la migration d'un thrombus à partir d'une TVP. Le retentissement hémodynamique de l'embolie pulmonaire aboutit à une dysfonction ventriculaire droite et un état de choc si l'obstruction est supérieure à 50% ou si le patient présente des antécédents cardio-respiratoires. Le retentissement gazométrique est essentiellement secondaire à un effet espace mort au niveau des territoires concernés par l'obstruction et un effet shunt au niveau des territoires sains. Il se traduit par une hypoxémie et une hypocapnie initiale. Une acidose respiratoire ou mixte peut se voir dans les formes graves.

3-PRESENTATION CLINIQUE DE L'EMBOLIE PULMONAIRE CHEZ LES POLYTRAUMATISES

3.1-Délai de survenue

Habituellement, le diagnostic de l'embolie pulmonaire chez les polytraumatisés n'est considéré qu'à partir de J5 à J7 post-traumatique [182]. Certaines études récentes suggèrent que l'embolie pulmonaire peut être beaucoup plus précoce. En effet, Owings et al [182] ont rapporté que 23,8 % des cas d'EP surviennent pendant les 4 premiers jours post traumatiques. Menaker et al [152] ont rapporté un délai moyen de 11,8 jours : L'embolie pulmonaire a été diagnostiquée dans 37 % des cas durant les 4 premiers jours et dans 55 % des cas durant les 7 premiers jours post traumatiques.

Nos résultats sont en accord avec ceux de la littérature. En effet, le délai moyen de survenue d'embolie pulmonaire chez nos patients était de 11,3 ±

9.3 jours. De plus, 24 % de nos patients ont développé une EP durant les 5 premiers jours et 41 % des patients ont présenté cette complication durant la première semaine post traumatique.

3.2-Signes fonctionnels

3.2.1- La dyspnée

La dyspnée est le signe le plus fréquemment retrouvé en cas d'embolie pulmonaire [87, 227]. Dans l'étude ICOPER [86], ce signe était retrouvé dans 82 % des cas alors que dans la série de Morgenthaler [166], ce signe n'a été retrouvé que dans 59 % des cas.

La dyspnée est le plus souvent d'installation brutale. Elle est expliquée principalement par la douleur pleurétique provoquée par l'embolie pulmonaire. Dans 22 % des cas, elle peut résumer la totalité de la présentation clinique initiale [225]. La dyspnée reste cependant un signe peu spécifique puisqu'elle peut compliquer la quasi-totalité des atteintes cardio-respiratoires.

Chez les polytraumatisés, la fréquence de ce signe est encore plus importante : Dans la série de Menaker [152], une tachypnée a été rapportée chez 92, 6 % des patients. Ceci peut être expliqué par la multitude des circonstances qui peuvent contribuer à l'apparition de la dyspnée chez ces patients, particulièrement en cas de traumatisme thoracique associé.

Peu de données concernant la fréquence de ce signe chez les patients de réanimation sont disponibles dans la littérature. Ceci est du au nombre limité de ces patients dans les différentes séries : Dans l'étude PIOPED [192], seuls 5 patients avaient une embolie pulmonaire grave alors que dans l'étude ICOPER [86], ces patients ne représentent que 4.2 % de la population totale.

Dans notre série, le pourcentage exact des patients dyspnéiques n'a pas pu être correctement déterminé. Cependant, la notion de dyspnée n'a été constatée que chez 7 patients avant leur admission en réanimation. De plus, le jour de l'embolie pulmonaire 32 patients (94.1%) étaient sous ventilation mécanique.

3.2.2- *La douleur thoracique*

La douleur thoracique au cours de l'embolie pulmonaire est caractérisée par son installation brutale et par l'augmentation de son intensité au cours de la toux et de l'inspiration profonde [134]. Sa pathogénie est en rapport avec une réaction inflammatoire sous pleurale qui s'associe aux embolies distales [134,225] ce qui explique que ce signe soit moins fréquent que la dyspnée. En effet, la douleur thoracique n'est rapportée que chez 49 % des patients inclus dans l'étude ICOPER [86]

Chez les polytraumatisés, ce signe manque également de spécificité, pour les mêmes raisons que la dyspnée.

Dans notre série, ce signe n'a été retrouvé que chez 5,9 % des patients, sous réserve que 94,5 % des patients étaient sous sédation, analgésie et ventilation mécanique lors du diagnostic de l'embolie pulmonaire.

3.2.3- *Autres signes fonctionnels*

Plusieurs autres signes fonctionnels peuvent également être associés à l'embolie pulmonaire. Parmi les signes les plus fréquents, la toux est retrouvée dans 20 à 33 % [86,255]. Elle traduit généralement une localisation ou une extension sous pleurale de l'embolie pulmonaire [87].

L'hémoptysie traduisant un infarctus pulmonaire n'est retrouvée que dans 3 à 10 % des cas [86, 166,255].

3.3-*Signes physiques*

3.3.1- La fièvre

La fièvre est un signe qui est fréquemment associé aux complications thromboemboliques. Sa fréquence dans les différentes séries varie entre 0,6 et

37 % [126, 170, 221]. La pathogène de ce signe clinique reste peu claire. En effet, plusieurs hypothèses ont été avancées concernant le mécanisme pyrogène principal : la nécrose et l'infarcissement du parenchyme pulmonaire, l'hémorragie intra-alvéolaire, l'inflammation au niveau du vaisseau obstrué, la surinfection des atélectasies secondaires à l'embolie pulmonaire… [126, 170] mais aucun de ces mécanisme ne semble prépondérant.

La fièvre peut être le seul symptôme de la maladie thromboembolique, particulièrement dans les formes post-chirurgicales [103,221]. Il s'agit le plus souvent d'un fébricule > 37,5°C mais une fièvre > 39°C peut également se voir : Dans ces conditions, il faut craindre une thrombose étendue ou une surinfection d'atélectasies sous jacentes [126, 170, 221, 213].

Nos résultats sont en accord avec la littérature puisque la fièvre a été retrouvée chez 35,3 % de nos patients.

3.3.2- La tachycardie :

La tachycardie est un signe fréquemment associé à l'embolie pulmonaire. Elle est retrouvée dans 25 à 40 % des cas [86, 223]. Dans notre série, une fréquence cardiaque > 100 bat/min a été constatée chez 70,6 % des patients. Cet écart qui existe entre nos résultats et les données de la littérature est expliqué par la différence entre les populations étudiées, en effet, chez nos patients, plusieurs circonstances peuvent être à l'origine d'une tachycardie :

- La fréquence élevée des patients ayant une embolie pulmonaire grave compliquée d'une instabilité hémodynamique ;
- Les lésions traumatiques peuvent induire une tachycardie par le biais de la douleur ;
- La majorité de nos patients étaient sous ventilation mécanique : L'allégement de la sédation ou de l'analgésie peut induire une tachycardie ;

- Le taux moyen d'hémoglobine chez nos patients le jour de l'embolie pulmonaire était de 9,87 ± 1,4 g/dl : L'anémie peut expliquer en partie cette tendance à la tachycardie.

3.3.3- Les signes d'insuffisance ventriculaire droite

La turgescence des veines jugulaires, le reflux hépato-jugulaire, les hépatalgies et les œdèmes des membres inférieurs constituent des signes cliniques d'insuffisance ventriculaire droite qui peuvent être rencontrés au cours de l'embolie pulmonaire : Ces signes ont été décrits chez 21 % des patients sans antécédents cardio-respiratoires et chez 22 % des patients ayant des antécédents cardio-respiratoires et qui étaient inclus dans la population de l'étude PIOPED II [223].

L'auscultation cardiaque peut retrouver un éclat de B2 au foyer pulmonaire traduisant une HTAP post embolique. Elle peut également retrouver un souffle systolique sous xiphoïdien traduisant une insuffisance ventriculaire droite [87, 130, 230, 227].

En réanimation, le diagnostic d'une défaillance ventriculaire droite à travers l'examen clinique seul est extrêmement difficile [32]. En contre partie, la mise en évidence de cette défaillance conditionne le pronostic des patients : La présence d'une hypokinésie ventriculaire droite à l'échocardiographie multiplie par deux la mortalité des patients [107].

3.3.4- L'auscultation pulmonaire

L'auscultation pulmonaire révèle la présence d'un Wheezing dans 4 à 9 % des cas [29, 87, 192]. La pathogénie de ce signe peut être expliquée par la broncho-constriction réflexe au niveau du territoire où siège l'embolie pulmonaire, secondaire à l'hypocapnie. Ce signe est plus fréquent chez les patients âgés ou ayant des antécédents cardio-respiratoires [29, 59].

L'auscultation peut également révéler la présence de râles crépitants [87, 227, 225]. Stein et al [225] ont montré que ces râles sont plus fréquents chez les patients ayant un infarctus pulmonaire par rapport aux patients qui présentent une dyspnée isolée ou un état de choc isolé. La présence de ce signe est corrélée à la présence d'anomalies vasculaires ou parenchymateuses à la radiographie thoracique [227].

Dans notre série, le Wheezing a été constaté chez un seul patient alors que les râles crépitants ont été retrouvés chez 4 patients (11,7 %).

Finalement, l'auscultation pulmonaire peut être tout à fait normale. D'ailleurs, la normalité de l'auscultation pulmonaire en cas d'insuffisance respiratoire aigue est un signe évocateur du diagnostic d'embolie pulmonaire [227]. Dans notre série, 79,4 % des patients avaient une auscultation pulmonaire normale le jour où l'embolie pulmonaire a été suspectée.

3.3.5- L'état de choc

La survenue d'un état de choc détermine la gravité du tableau clinique [104]. Le pronostic des patients ayant une embolie pulmonaire grave dépend de la correction rapide de l'état hémodynamique par la levée de l'obstacle à l'éjection du VD et par l'instauration d'une prise en charge symptomatique des différentes défaillances d'organe.

L'examen physique permet d'évaluer le retentissement de la défaillance hémodynamique sur les différents territoires. On peut ainsi trouver [130] :

- Des marbrures avec froideur des extrémités.
- Une insuffisance rénale aiguë avec oligurie.
- Une altération de l'état neurologique en cas de baisse de la perfusion cérébrale.

Dans l'étude ICOPER [86], 4,2 % de l'ensemble des patients ont présenté une instabilité hémodynamique. La mortalité chez ces patients était de 58,3 % après un suivi de 3 mois. Dans notre série, 38,2 % ont présenté une embolie pulmonaire grave compliquée d'une instabilité hémodynamique. La mortalité chez ces patients était de 69,2 %. Cette complication constitue un facteur indépendant prédictif d'un mauvais pronostic (OR=9,96 ; p=0,021). L'incidence plus élevée de l'embolie pulmonaire grave chez nos patients confirme que le polytraumatisme est un facteur de risque considérable dans la survenue de complications thromboemboliques. Cependant, quelque soit le terrain, l'instabilité hémodynamique constitue un tournant péjoratif de l'évolution des patients ayant une embolie pulmonaire.

3.3.6- Les signes cliniques de phlébite

La recherche de signes cliniques de TVP associée à l'embolie pulmonaire est souvent décevante. En effet, chez les polytraumatisés, la douleur ou la tension du mollet est souvent expliquée par une fracture ou une lésion des parties molles sous jacentes ce qui rend leur diagnostic assez rare si on se limite au données de l'examen clinique [122].

Dans notre série, l'échographie doppler des membres inférieurs, a été pratiquée chez 11 patients (3 patients avec des signes cliniques de phlébite et 8 patients sans signes cliniques de phlébite). Elle a permis de confirmer le diagnostic d'une phlébite dans 5 cas (45%). L'échographie doppler a été normale chez les 3 patients ayant des signes cliniques de phlébite.

3.4-Scores de présomption clinique

L'évaluation clinique constitue une étape fondamentale pour suspecter le diagnostic d'embolie pulmonaire. Malgré le manque de spécificité des signes cliniques pouvant conduire au diagnostic, la combinaison des différents symptômes pourrait servir à établir une stratification de la probabilité clinique [162]. Dans la PIOPED study [192] (Prospective Investigation Of Pulmonary Embolism Diagnosis), les patients inclus ont été classés cliniquement en trois catégories selon que le risque d'embolie pulmonaire soit faible, intermédiaire ou élevé. Le diagnostic a été par la suite confirmé ou infirmé par la scintigraphie de ventilation / perfusion. Le diagnostic a été retenu chez 68 % des patients à haut risque, chez 30 % des patients ayant une probabilité moyenne alors que seuls 9 % des patients ayant un risque faible avaient une embolie pulmonaire confirmée par la scintigraphie. Ces résultats ont amené certains auteurs à dresser des scores de probabilité clinique afin d'améliorer l'approche diagnostique et de guider le choix des examens complémentaires permettant de confirmer ou d'écarter le diagnostic.

Les deux scores les plus utilisés sont le score de Wells et le score de Genève [246, 249]. Le Score de Wells est un score canadien établi à partir d'une cohorte de patients qui consultent aux urgences ou qui sont déjà hospitalisés. Il est basé sur la combinaison de variables purement cliniques mais il est souvent critiqué du fait du manque d'objectivité en permettant au clinicien de juger la possibilité d'un diagnostic alternatif [246]. Le score de Genève est un score qui n'est valable que pour les patients qui consultent aux urgences et par conséquent, il n'est pas applicable pour les patients hospitalisés [33, 133]. Contrairement au score de Wells, il fait appel aux résultats d'une gazométrie pratiquée en air ambiant et à l'interprétation de la radiographie thoracique [249]. Ce score a été récemment révisé pour se limiter à des critères purement cliniques [230].

Certaines études ont essayé de comparer ces scores de probabilité clinique : Dans une étude prospective multicentrique portant sur 277 patients chez lesquels le diagnostic d'embolie pulmonaire a été suspecté lors de leur consultation aux urgences, Chagnon et al [33] ont essayé de comparer les scores de Wells et de Genève en suivant un algorithme pré établi concernant la stratégie diagnostique. Ces scores étaient comparables puisque l'embolie pulmonaire a été confirmée chez 5 à 13% des patients ayant une faible probabilité, chez 38 à 40 % des patients ayant une probabilité intermédiaire et chez 67 à 91 % des patients ayant une probabilité élevée.

Dans notre étude, le score de Genève a été calculé bien que sa validité chez les patients hospitalisés n'est pas établie. La plupart des patients étaient classés comme ayant une probabilité intermédiaire (70,6 % pour le score de Wells et 85,3 % pour le score de Genève) et seuls 5 à 6 % des patients avaient une probabilité élevée selon les deux scores. Ces résultats remettent en question l'intérêt de ces scores de prédiction clinique chez les polytraumatisés graves admis en réanimation. Le pourcentage élevé des patients ayant une probabilité intermédiaire par ces scores s'explique par le fait que ces scores sont difficilement, applicables chez les patients des unités de réanimation et de soins intensifs qui sont d'une part non interrogeables, immobilisés, sédatés, analgésiés et présentant des œdèmes positionnels [1]. De plus, chez les polytraumatisés, la douleur ou la tension du mollet est souvent expliquée par une fracture ou une lésion des parties molles sous jacentes ce qui rend la recherche des signes de phlébite difficile en se limitant uniquement aux données de l'examen clinique.

Miniati et al [162] ont établi en 2003 un troisième score de prédiction clinique de l'embolie pulmonaire. Ce score serait plus pertinent que les deux scores précédents pour établir ou écarter le diagnostic d'embolie pulmonaire. Cependant, la complexité des modalités de calcul de ce score et la nécessité d'une interprétation fine de l'électrocardiogramme et de la radiographie thoracique rendent son application plus difficile.

Au total, l'embolie pulmonaire post traumatique peut survenir dans la phase initiale post-traumatique. En effet, 24 à 37 % des embolies pulmonaires surviennent dans les quatre premiers jours post traumatiques. Les signes cliniques pouvant orienter vers le diagnostic sont peu spécifiques mais l'association de plusieurs signes à la fois peut être évocatrice. Ce ci explique la tendance à essayer d'établir des scores de probabilité clinique pour guider la prise en charge. Cependant, ces scores semblent être inadaptés aux patients de réanimation.

4-EXAMENS COMPLEMENTAIRES DE PRESOMPTION

4.1-Dosage des D dimères

Les D dimères constituent un produit de dégradation de la fibrine. En présence de thrombine, le fibrinogène est clivé en plusieurs monomères de fibrine qui seront stabilisés secondairement par le facteur XIII activé. Cette stabilisation est le résultat de la constitution de liaisons covalentes entre les domaines D de la fibrine. La dégradation de ce thrombus suite à l'activation de la fibrinolyse endogène aboutit à la libération de D dimères [87, 189,195].

Le délai d'ascension du taux plasmatique des D dimères par rapport à la constitution du thrombus est peu connu. Certaines études ont rapporté des cas d'embolie pulmonaire confirmée par angioscanner thoracique ou par scintigraphie de ventilation/perfusion alors que l'élévation du taux des D dimères n'est observée que tardivement [21,195].

Le dosage plasmatique des D dimères se fait habituellement selon la technique ELISA (Enzyme linked Immunosorbent Assay). Cependant, le dosage peut se faire également en utilisant la technique d'agglutination au latex mais les résultats obtenus avec cette deuxième technique sont moins fiables [189]. Quelle que soit la technique utilisée, cet examen reste très sensible mais peu spécifique. En effet, plusieurs autres circonstances peuvent s'associer à une élévation du taux plasmatique des D dimères. Les circonstances les plus fréquentes sont les infections sévères, les pathologies néoplasiques, les hépatopathies, la CIVD, la chirurgie et le traumatisme [70, 189, 195, 247]. Au seuil habituel de 500 µg/l, la spécificité de cet examen n'est que de 20 à 50 % alors que la sensibilité varie entre 80 et 100 % [15, 22, 63,189]. Dans une revue de la littérature, la valeur prédictive négative de cet examen est de 94,2 % avec des extrêmes allant de 91 à 100 % [22,195] ce qui justifie l'attitude thérapeutique à ne pas administrer d'anticoagulants chez les patients ayant une faible probabilité clinique d'embolie pulmonaire avec un taux de D dimères < 500 µg/l) [63].

Peu d'études se sont intéressées à l'intérêt des D dimères dans le diagnostic des complications thromboemboliques chez les polytraumatisés. Cependant, l'intérêt de cet examen semble limité puisque cette population présente plusieurs conditions qui peuvent s'associer à des faux positifs (traumatisme, chirurgie, infection sévère, CIVD…). Cet examen peut quand même garder un intérêt dans l'exclusion du diagnostic de complications thromboemboliques.

En effet, Owings et al [180] rapportent une valeur prédictive négative de 100% si cet examen est pratiqué au-delà des premières 48 H post traumatiques (avant 48 H tous les patients ont des taux élevés de D dimères).

L'intérêt de cet examen dépend également de l'âge des patients. En effet, la spécificité est inversement proportionnelle à l'âge : Perrier et al [189] ont rapporté une spécificité de 41,4 % chez 671 patients pour lesquels de diagnostic d'embolie pulmonaire a été suspecté aux urgences. Cette spécificité passe à 72 % en se limitant aux patients âgés entre 30 et 39 ans.

Dans notre série, le dosage des D dimères a été réalisé chez 6 patients. Le taux plasmatique était > 500 µg/l dans 100 % des cas.

4.2-Les gaz du sang (GDS)

Chez les patients ayant une embolie pulmonaire, les gaz du sang pratiqués en ventilation spontanée et en air ambiant montrent le plus souvent une hypoxémie ($PaO_2 \leq 80$ mmHg) associée à une alcalose respiratoire avec une $PaCO_2 \leq 35$ mmHg [30, 56, 255].

L'alcalose respiratoire est multifactorielle : Elle peut s'expliquer entre-autres par l'anxiété et par la douleur [30].

L'hypoxémie est principalement liée à l'altération du rapport ventilation/perfusion, à la baisse de la saturation veineuse en oxygène, à l'ouverture du foramen ovale et au shunt secondaire à l'atélectasie souvent rencontrée [30, 48, 56, 255, 142]. Chez les polytraumatisés, les causes d'hypoxémie sont multiples (traumatisme thoracique avec contusion pulmonaire, troubles ventilatoires, pneumopathies d'inhalation…) ce qui réduit considérablement la spécificité de ce signe gazométrique dans cette population. D'autre part, la présence de l'hypoxémie n'est pas indispensable au diagnostic [87,230, 255]. En effet, dans la PIOPED study [192], une $PaO_2 \geq 80$ mmHg a été observée chez 19 % des patients. La sévérité de l'hypoxémie est corrélée à l'étendue de l'obstruction évaluée par angiographie et à la sévérité de l'embolie pulmonaire chez les patients sans antécédents cardio-respiratoires [146,255].

Le gradient alvéolo-artériel en oxygène ou $D(A-a)O_2$ est un indicateur qui pourrait orienter vers le diagnostic d'embolie pulmonaire. Ce paramètre est calculé par la formule suivante [30,56] :

$$D(A-a)O_2 = 150 - [(1,25 \times PaCO_2) + PaO_2]$$

Un $D(A-a)O_2$ normal est compris entre 5 et 15 mmHg : Une élévation de ce gradient oriente vers le diagnostic mais ne le confirme pas ; en effet, dans la PIOPED study 14 % des patients avaient un $D(A-a)O_2$ normal ou abaissé [192,255].

Dans les embolies pulmonaires graves, une acidose respiratoire peut survenir. Elle est expliquée par la majoration de l'espace mort et par la fatigue des muscles respiratoires qui participe à l'aggravation de l'hypoventilation alvéolaire [84,255]. Chez les patients ayant des antécédents de broncho-pneumopathie obstructive chronique et qui sont placés sous ventilation mécanique, le diagnostic d'embolie pulmonaire doit être suspecté devant toute hypoxémie et/ou hypercapnie réfractaire, tout état de choc inexpliqué en l'absence d'un barotraumatisme et en l'absence d'hypovolémie [36].

L'acidose métabolique surajoutée traduit l'installation d'un état de choc avec hypo-perfusion tissulaire [20,84, 255].

Dans notre série, 94,1 % des patients étaient sous ventilation mécanique le jour où le diagnostic de l'embolie pulmonaire a été fait. Une hypoxémie définie par un rapport $PaO_2/FiO_2 < 300$ mmHg a été retrouvée dans 84,8% des cas alors qu'une acidose métabolique avec une concentration plasmatique en HCO_3- < 22 mmol/l a été constatée dans 36,3 % des cas.

4.3-La radiographie thoracique

La radiographie thoracique constitue un examen de présomption qui ne peut ni confirmer ni infirmer le diagnostic d'embolie pulmonaire. Son intérêt réside surtout dans l'élimination d'un diagnostic différentiel ce qui peut éviter le recours à d'autres investigations complémentaires [255]. Cet examen est rarement normal chez les patients ayant une embolie pulmonaire, en effet dans l'étude PIOPED, seuls 16 % avaient une radiographie thoracique sans anomalies [192].

Plusieurs anomalies radiologiques peuvent être observées en cas d'embolie pulmonaire. Dans l'étude ICOPER [86], les anomalies les plus fréquentes étaient un élargissement de la silhouette cardiaque (36 %), un épanchement pleural (30 %), une surélévation de la coupole diaphragmatique (26 %), un élargissement de l'artère pulmonaire (25 %), une atélectasie (24 %) ou un infiltrat alvéolaire (23 %). Seuls 24 % des patients avaient une radiographie interprétée comme étant normale.

Les résultats de cette étude ont été repris secondairement par Elliott et al [58] afin d'évaluer l'intérêt pronostique de certains signes radiologique : Les deux signes les plus fréquemment retrouvés (élargissement de la silhouette cardiaque et de la partir proximale de l'artère pulmonaire) avaient une mauvaise sensibilité et une mauvaise spécificité pour détecter une hypokinésie du VD. La limite de cette étude est l'inclusion de patients d'âges différents et sans distinguer les patients en fonction de leurs antécédents cardio-respiratoires. En effet, dans l'étude PIOPED, les anomalies vasculaires objectivées par la radiographie thoracique (oligémie focale secondaire à l'hypovascularisation et l'élargissement de la portion proximale de l'artère pulmonaire) étaient corrélées au degré d'hypoxémie et à l'importance de l'HTAP chez les patients sans antécédents cardio-respiratoire [192]. La valeur de l'oligémie focale (signe de Westermark) dans l'orientation du diagnostic vers l'embolie pulmonaire a été également rapportée dans plusieurs autres études [145, 160].

Chez les polytraumatisés, l'intérêt de la radiographie thoracique serait encore plus limité en raison de la multitude des circonstances qui peuvent expliquer les anomalies radiologiques et en raison du manque de spécificité des signes associés à l'embolie pulmonaire. En effet, l'élargissement de la silhouette cardiaque est difficile à interpréter si la radiographie thoracique n'est pas pratiquée en position debout ce qui est rarement faisable chez les polytraumatisés. D'autre part, les atélectasies et les épanchements pleuraux sont fréquemment rencontrés en cas de traumatisme thoracique associé. Les infiltrats alvéolaires peuvent s'expliquer par les pneumopathies d'inhalation souvent fréquentes à la phase initiale du traumatisme si l'état de conscience est altéré.

Dans notre étude, aucune anomalie radiologique évocatrice d'EP n'a été retrouvée chez 53 % des patients. Les anomalies radiologiques rencontrées étaient une anomalie de la transparence (15,6 %), un foyer pulmonaire (15,62 %), un syndrome alvéolaire (12,5 %), une atélectasie (9,4 %), une ascension de la coupole diaphragmatique (6,3 %) et une amputation vasculaire (3,1 %).

4.4-L'électrocardiogramme

Les signes électriques associés à l'embolie pulmonaire sont peu spécifiques [87, 198, 230, 255]. Les anomalies les plus fréquemment retrouvées sont la tachycardie, le bloc de branche droit (BBD), l'aspect S1Q3T3, la déviation axiale droite, les modifications du segment « ST » ou de l'onde « T » et l'onde « P » pulmonaire [87,230, 255]. Un électrocardiogramme normal est cependant rarement retrouvé. En effet, seuls 30 % des patients inclus dans l'étude PIOPED [192] et 14 % des patients inclus dans l'étude UPET [224] n'avaient aucune anomalie électrique alors qu'ils avaient une embolie pulmonaire confirmée. Les troubles du rythme ainsi que les blocs auriculo-ventriculaires sont par contre inhabituels [224, 227, 230, 255].

Les anomalies électriques sont le plus souvent transitoires. Certaines études ont même conclu que la rapidité de la régression de ces anomalies est corrélée à l'efficacité de la thrombolyse [65,257]. Certains signes auraient une valeur pronostique, en effet, dans une série de 23 patients, Miller et Sutton [159] ont rapporté que les troubles de la repolarisation ou de la conduction sont retrouvé chez 78 % des patients ayant une embolie pulmonaire grave. L'inversion des ondes « T » dans les dérivations précordiales a été rapportée par certaines études comme étant de mauvais pronostic [65,257].

L'explication physiopathologique de ces anomalies électriques a été avancée initialement en 1938 par Love et al [140] qui a rapporté les modifications électrocardiographiques à la dilatation du ventricule droit. Cette hypothèse a été ultérieurement remise en question. En effet, le délai entre la survenue de l'embolie pulmonaire et l'apparition de ces anomalie peut varier entre quelques heures à plusieurs jours ; de même, ces anomalies peuvent persister alors que la dilatation du VD a disparu sur les examens échocardiographiques ou tomodensitométriques [65, 218]. Une nouvelle théorie se basant sur l'ischémie du ventricule droit secondaire à l'augmentation de la tension pariétale du VD a été secondairement avancée. Cependant, deux études ont échoué à la consolider. En effet, ni la scintigraphie cardiaque au MIBI ni le dosage des Créatine Phospho Kinase (CPK) effectués chez les patients ayant une embolie pulmonaire avec des ondes « T » négatives dans les dérivations antérieures n'étaient en faveur de cette théorie [257, 55].

Notre étude est en accord avec les données de la littérature. En effet, les anomalies électriques étaient présentes chez 92,9 % des patients. La tachycardie était l'anomalie la plus fréquente (89,3 %). Les ondes « T » négatives en V1 et V2 ont été constatées chez 25 % des cas alors que le BBD a été retrouvé chez 14,3 % des cas. De plus, le BBD était un facteur de mauvais pronostic en analyse univariée.

4.5-L'échographie doppler des membres inférieurs

La plupart des patients ayant une embolie pulmonaire présentent également une thrombose veineuse profonde, le plus souvent asymptomatique, en effet, cette thrombose est retrouvée dans 20 à 70% des cas en fonction de la technique utilisée [73, 82]. La mise en évidence de cette complication chez les patients suspects d'embolie pulmonaire autorise l'initiation du traitement sans recourir à d'autres investigations complémentaires [73, 188, 230].

La phlébographie constitue le « Gold standard » pour détecter les thromboses veineuses profondes. Cependant, cet examen est de moins en moins utilisé en raison de son caractère invasif, des difficultés techniques qui peuvent rendre sa réalisation difficile et des différentes complications auxquelles expose l'injection d'un produit de contraste [1, 191]. Pour ces raisons, la phlébographie a cédé sa place à l'échographie veineuse des membres inférieurs. Le critère diagnostique principal de cette technique est l'absence de compressibilité d'un axe veineux en coupe transversale. Le couplage du doppler à l'échographie de compression est indispensable pour porter le diagnostic d'une thrombose au niveau d'un territoire inaccessible à la compression [1]. La sensibilité de cet examen est de 96 % alors que sa spécificité est de 94 % pour la détection des thromboses veineuses profondes proximales. La sensibilité diminue à 71 à 73 % pour la détection des thromboses veineuses distales alors que la spécificité reste la même [1, 89, 117]. Ce manque de sensibilité pour les thromboses sous poplitées explique l'incidence plus élevée des thromboses détectées par phlébographie par rapport à l'échographie veineuse couplée au doppler (6 à 30 % VS 28 à 63 %) [1, 76, 89, 117]. Ce ci ne réduit pas l'intérêt de cet examen chez les polytraumatisés suspects d'embolie pulmonaire. En effet, dans cette population, les TVP proximales qui sont particulièrement pourvoyeuses d'embolie pulmonaire constituent 33 % à 50 % de l'ensemble des thromboses des membres inférieurs [9]. D'autre part, la durée nécessaire à une thrombose distale pour s'étendre à un territoire proximal est estimée à une semaine : La répétition de l'examen permet d'améliorer la sensibilité de la technique [234].

Certaines études ont même suggéré que la répétition de cet examen chez les patients ayant un traumatisme médullaire et hospitalisés depuis plus de deux semaines serait moins couteuse que l'insertion préventive d'un filtre cave ou les dépenses nécessaires pour le traitement d'une embolie pulmonaire constituée [122, 113,112].

Dans notre série, l'échographie doppler veineuse des membres inférieurs a été réalisée chez 11 patients (32%). Cet examen a permis de confirmer le diagnostic de TVP dans 45 % des cas. Cette incidence est plus élevée par rapport à certaines séries de la littérature [1, 89, 117]. Ceci peut être expliqué par les différences entre les populations étudiées, en effet, certains facteurs de risques particuliers à l'hospitalisation en réanimation majorent de façon considérable le risque de TVP. Parmi ces facteurs, on peut citer l'immobilisation prolongée, le sepsis et les lésions vasculaires occasionnées par les cathétérismes veineux (en particulier au niveau du site fémoral) et par les différentes procédures invasives [9].

4.6-L'échographie cardiaque

L'échographie cardiaque est un examen non invasif, reproductible, ayant l'avantage d'être pratiqué au lit du patient. Ce ci explique l'ascendant que prend cette technique par rapport aux techniques plus invasives dont le chef de file est le cathétérisme cardiaque droit.

4.6.1- Les signes directs

L'échographie cardiaque peut montrer des signes directs en faveur du diagnostic de l'embolie pulmonaire. En effet, un thrombus est retrouvé dans les cavités droites chez 2 à 18 % des patients ayant une EP. Il est plus fréquent chez les patients ayant une cardiomyopathie dilatée.

Ce thrombus est de 2 à 10 mm de taille dans 92 % des cas [31, 34, 73].

4.6.2- Les signes indirects

Le plus souvent, l'échographie cardiaque montre des signes indirects en rapport avec un cœur pulmonaire aigu secondaire à une embolie massive [109]. Les signes habituellement objectivés par cet examen sont les suivants :

- *La surcharge systolique du ventricule droit* : Elle se manifeste par une déviation du septum inter ventriculaire vers les cavités gauches avec un aspect de dyskinésie septale secondaire à la poursuite de la contraction du VD pendant le début de relaxation du VG en protodiastole [107,109]. Cet aspect de « septum paradoxal » est bien visualisé en coupe grand axe ou petit axe. Cependant, les coupes en mode TM permettent une meilleure analyse chronologique de la dyskinésie septale [73].

- *La surcharge diastolique du ventricule droit* : Elle se manifeste par une dilatation des cavités droites qui est bien objectivée par le rapport des surfaces télédiastoliques entre VD et VG (STDVD/STDVG) : Un rapport > 0,6 traduit une dilatation du VD [31, 107].

- *La diminution de la compliance du ventricule gauche* : Elle se manifeste par la réduction de la taille du VG à moins de 37 mm en coupe para-sternale grand axe gauche. Ce phénomène est bien objectivé par un profil mitral où la systole auriculaire devient prédominante (E/A <1) [31, 107, 109].

- *L'HTAP* : Elle est souvent facile à chiffrer compte tenu de la présence d'une insuffisance tricuspide facilement chiffrable [73, 107].

La mise en évidence d'une dysfonction du ventricule droit permet ainsi d'orienter vers le diagnostic d'une embolie pulmonaire mais elle permet également d'établir le pronostic des patients. Wold et al [232] ont rapporté que chez les patients ayant une embolie pulmonaire grave, la mortalité double en cas de dysfonction ventriculaire droite associée. En reprenant les data concernant les patients inclus dans l'étude ICOPER, Kucher et al [131] ont montré que la dysfonction ventriculaire droite constitue également un facteur indépendant de mauvais pronostic chez les patients ayant une PAS ≥ 90mmHg.

Dans notre étude, l'échographie cardiaque a été pratiquée pour un seul patient. Aucun signe de dysfonction ventriculaire droite n'a été décrit chez ce patient dont l'évolution était favorable. L'absence de dysfonction ventriculaire droite peut être expliquée par l'administration de dobutamine qui a été débutée avant la réalisation de l'examen échocardiographique.

Au total, si aux urgences les D dimères sont particulièrement utiles par leur VPN, leur intérêt chez les polytraumatisés admis en réanimation et suspect d'embolie pulmonaire est minime. La radiographie thoracique et de l'électrocardiogramme doivent être obligatoirement demandés, bien qu'ils soient peu spécifiques (peuvent servir à éliminer d'autres diagnostics). Un intérêt particulier doit être accordé à l'échographie cardiaque: L'identification d'une dilatation ventriculaire droite, une HTAP et une dyskinésie septale est évocatrice du diagnostic.

5-EXAMENS COMPLEMENTAIRES DE CONFIRMATION

5.1-La scintigraphie de ventilation/perfusion

La scintigraphie (avec au moins 6 incidences) est un examen très sensible pour la détection des embolies pulmonaires. En effet, les données de la littérature montrent une sensibilité qui varie entre 80 et 92% [4, 161]. Cet examen reste cependant peu spécifique puisque plusieurs situations pathologiques telles que les néoplasies pulmonaires, les infections respiratoires basses et les pathologies obstructives chroniques peuvent s'associer à une réduction de la perfusion pulmonaire au niveau de certains territoires [91, 163, 207] d'où l'intérêt d'associer une scintigraphie de ventilation à la scintigraphie de perfusion pour améliorer la rentabilité de cet examen [50, 163]. En couplant les deux, l'aspect d'une embolie pulmonaire à la scintigraphie est celui d'un défect au niveau de l'artère pulmonaire ou de l'une de ces branches associé à des anomalies de la ventilation dans d'autres territoires : La coexistence des anomalies de la vascularisation et de la ventilation dans un même territoire est souvent en rapport avec une pathologie autre que l'embolie pulmonaire [91, 163, 192].

Dans l'étude PIOPED, la scintigraphie n'était capable de fournir un diagnostic définitif que pour 28 % des patients [192]. La révision des critères adoptés par cette étude a permis d'améliorer la rentabilité de cet examen [91, 216].

Les résultats de l'étude PISA –PED [161] en remis en question l'intérêt de coupler une scintigraphie de ventilation à la scintigraphie de perfusion : En se limitant à la scintigraphie de perfusion et en prenant en considération l'interprétation de la radiographie thoracique et la probabilité clinique, cet examen présente une sensibilité de 92 % et une spécificité de 87 %. La VPP est de 99% en cas de probabilité clinique élevée et de 92 % en cas de probabilité clinique intermédiaire. La VPN est de 97 % si la probabilité clinique est faible.

En conclusion, une scintigraphie montrant une probabilité élevée d'embolie pulmonaire permet de confirmer le diagnostic si la probabilité clinique est importante. Elle permet d'infirmer le diagnostic si elle est normale ou si elle montre un aspect de très faible probabilité scintigraphique avec une faible probabilité clinique. Dans les autres conditions, l'examen est considéré comme non concluant [63, 91].

Dans notre série, le diagnostic d'embolie pulmonaire n'a été confirmé par scintigraphie que pour un seul patient. Le nombre limité de scintigraphies est expliqué par :

- La fréquence des examens non concluants qui fait que le choix de déplacer un patient de réanimation se fait souvent pour un examen qui est capable de donner un résultat concluant d'emblée ;
- Les radiographies thoraciques sont rarement normales ;
- La majorité de nos patients étaient sous ventilation mécanique lors de la suspicion de l'embolie pulmonaire se qui rend la réalisation technique de l'examen extrêmement difficile ;
- La facilité d'accès et la rapidité d'exécution de l'angioscanner thoracique qui permet, outre de confirmer ou d'infirmer le diagnostic d'embolie pulmonaire, d'étudier les structures parenchymateuses pulmonaires et médiastinales ce qui est souvent utile chez ces patients.

5.2-L'angioscanner thoracique

L'angioscanner thoracique est devenu dans plusieurs unités hospitalières l'examen à demander en première intention en cas de suspicion d'embolie pulmonaire tout en respectant les contre indications inhérentes à l'injection du produit de contraste (allergie à l'iode, insuffisance rénale aiguë et grossesse) [203, 204]. Dans la majorité des cas, cet examen permet soit de confirmer le diagnostic soit de le redresser en objectivant une autre anomalie expliquant le tableau clinique (pneumothorax, dissection aortique, pneumopathie...) [74, 133, 204]. Contrairement à la scintigraphie, l'angioscanner thoracique permet de visualiser directement le thrombus au niveau de la circulation pulmonaire et d'analyser l'ensemble des structures parenchymateuses et médiastinales [133, 204] ce qui permet d'évaluer le retentissement de l'embolie pulmonaire (atélectasies, infarctus pulmonaire, épanchement pleural) et de mettre en évidence des signes orientant vers la récurrence des événements thromboemboliques (épaississement de la paroi des artères pulmonaires, dilatation des artères pulmonaires, poches anévrismales...) [133, 204, 239]

Les avancées technologiques ont permis de pallier à la principale critique reprochée à cet examen. En effet, avec les anciennes techniques, cet examen était peu sensible pour la mise en évidence des embolies pulmonaires distales [63, 87, 90, 190]. L'avènement du scanner hélicoïdal multi barrette permet actuellement d'explorer la circulation pulmonaire jusqu'au niveau de la 6ème division bronchique avec une meilleure résolution des images grâce à la réalisation de coupes millimétriques [78, 133, 204] ce qui permet d'avoir une sensibilité et une spécificité qui frôlent les 100 % [63, 100]. Ce ci est particulièrement important pour les polytraumatisés étant donné la fréquence élevée des embolies pulmonaires segmentaires et sous segmentaires, en effet, Anderson et al [7] ont rapporté sur une série de 45 polytraumatisés explorés par angiographie que 85% des embolies pulmonaires sont proximales et 15 % sont sous segmentaires (distales). Dans la série de Velmahos et al [241] où les patients inclus étaient des polytraumatisés admis dans un service de réanimation, la fréquence des embolies pulmonaires segmentaires ou sous segmentaires est estimée à 54 %. Nos résultats confirment l'amélioration de la rentabilité de l'angioscanner thoracique puisque les embolies pulmonaires diagnostiquées sont segmentaires ou sous segmentaires chez 69,7 % de nos patients.

Mis à part son rôle diagnostique, l'angioscanner spiralé peut avoir un intérêt pronostique en objectivant une dysfonction ventriculaire droite. Contractor et al [40] ont évalué de façon rétrospective les angioscanners spiralés réalisés parallèlement à une échographie cardiaque chez 25 patients. L'angioscanner spiralé avait une sensibilité de 78 % avec une spécificité de 100 % et une VPP de 100 % dans la détection d'une dysfonction ventriculaire droite comparativement à l'échographie cardiaque. Des résultats similaires ont été rapportés par d'autres études [81, 196].

L'angioscanner thoracique peut également guider la prise en charge thérapeutique, en effet, certains auteurs préconisent de ne pas recourir à l'anti coagulation chez les patients ayant un angioscanner ne montrant pas d'embolie pulmonaire [171, 240]. Cependant d'autres pensent que des investigations supplémentaires doivent être réalisées si la suspicion clinique est importante étant donnée que certaines embolies distales peuvent avoir des conséquences hémodynamiques fatales en cas d'antécédents cardiaques ou respiratoires sous jacents [179, 255].

Dans notre série, le diagnostic d'embolie pulmonaire a été confirmé par angioscanner thoracique chez 33 patients (97 %). Ce ci peut être expliqué par la facilité d'accès à cet examen même dans les conditions d'urgence et à la rapidité de sa réalisation ce qui est très important surtout pour les patients présentant une instabilité hémodynamique.

5.3-L'angiographie pulmonaire

L'angiographie pulmonaire constitue le « Gold Standard » pour poser le diagnostic d'embolie pulmonaire [87, 230, 255]. Son principal avantage par rapport à la scintigraphie et à l'angioscanner spiralé est sa sensibilité pour les embolies distales. Cependant, la concordance des interprétations entre observateurs est variable selon le siège du thrombus : Stein et al [222] ont rapporté sur une série de 1 111 patients ayant eu une angiographie pulmonaire une concordance de 98 % pour les embolies pulmonaires lobaires et de 66 %

pour les embolies sous segmentaires. Cet examen n'est cependant demandé que de façon exceptionnelle vu son caractère invasif qui impose le cathétérisme de l'artère pulmonaire et l'injection du produit de contraste au niveau de sa portion proximale. D'autre part, cet examen expose à une morbidité qui varie entre 3,5 et 5 % et une mortalité variant entre 0,2 et 0,5 % [133, 204, 222]. La morbidité est due essentiellement à l'apparition d'une insuffisance respiratoire aigue, d'une insuffisance rénale aigue ou d'hématomes au niveau du site de ponction, de troubles du rythme cardiaque et de pneumothorax [133, 204, 222]. Dans notre série, cet examen n'a été demandé pour aucun de nos patients.

Au total, l'angiographie pulmonaire constitue le « Gold standard » pour poser le diagnostic d'embolie pulmonaire mais elle est de moins en moins utilisée. La scintigraphie paraît un examen peu adapté pour l'exploration des polytraumatisés admis en réanimation. L'angioscanner thoracique constitue l'examen de confirmation à demander en première intention en dehors d'une contre-indication inhérente à l'injection de produit de contraste.

6-LE TRAITEMENT CURATIF

L'embolie pulmonaire est une urgence diagnostique et thérapeutique. La prise en charge thérapeutique comporte deux volets : symptomatique et étiologique.

6.1-Le traitement symptomatique

6.1.1- Traitement de la défaillance respiratoire

L'hypoxémie est le plus souvent facile à corriger par l'oxygénothérapie nasale même dans les embolies pulmonaires graves [2,142]. Cependant, une hypoxémie profonde secondaire à un shunt vrai droite – gauche intracardiaque suite à l'ouverture du foramen ovale ou à une atélectasie (et/ou infarctus pulmonaire) peut s'installer [2, 87, 101].

Certaines études ont rapporté une amélioration de l'oxygénation grâce à la VS-PEEP réalisée chez les patients présentant une hypoxémie profonde réfractaire à l'oxygénothérapie nasale [178, 253]. Cependant, le recours à la ventilation mécanique peut s'imposer dans certaines conditions (insuffisance respiratoire aigue avec une fatigue des muscles respiratoires, troubles de l'état de conscience ou arrêt cardiaque) [2].

La mise en route de la ventilation mécanique chez les patients présentant une embolie pulmonaire doit être extrêmement réfléchie. En effet, elle permet d'améliorer l'oxygénation en réduisant la demande en oxygène par la mise au repos des muscles respiratoires mais elle peut avoir des conséquences hémodynamiques dramatiques. Le retentissement hémodynamique secondaire à l'application d'une pression positive (PEP) intra thoracique est expliqué principalement par les modifications des conditions de charge du ventricule droit. En effet, cette pression positive entraîne une baisse de la pré charge secondaire à la diminution du retour veineux et une augmentation de la post charge sous l'effet de la compression des capillaires pulmonaires. La correction de l'HTAP d'origine hypoxique par la ventilation mécanique permet de limiter l'importance de l'augmentation de la post charge du VD [87, 64]. D'autre part, la sédation souvent nécessaire pour les patients sous ventilation mécanique entraîne une inhibition de la réaction sympathique et exerce un effet vasodilatateur dont l'importance varie d'une molécule à l'autre [87].

En pratique, la ventilation mécanique doit être toujours précédée d'une évaluation de la volémie [87, 2]. L'étomidate® parait un agent adapté pour l'induction dans la mesure où il ne présente pas un effet vasodilatateur marqué [87]. Le volume courant doit être faible (6 à 9 ml/kg) et la PEEP doit être nulle à l'initiation de la ventilation [2, 183].

Dans notre série, 94 % de nos patients ont été placés sous ventilation mécanique. La ventilation non invasive a été tentée chez un seul patient. Cette nécessité de recourir fréquemment à la ventilation mécanique chez nos patients est expliquée par la gravité initiale de nos patients (neurologique, respiratoire et hémodynamique) et par la fréquence élevée des formes graves dans notre série.

6.1.2- Traitement de la défaillance hémodynamique

6.1.2.1- L'expansion volémique

L'évaluation de la volémie chez les patients ayant une embolie pulmonaire est fondamentale. Dans une étude portant sur 13 patients normo-tendus admis en réanimation pour embolie pulmonaire massive, Marcat et al [154] ont montré que l'administration de 500 ml de dextran permet d'augmenter le débit cardiaque de 25 %. Sur le plan pratique, il faut toujours faire un test de remplissage vasculaire par 500 ml de cristalloïdes ou de macromolécules. L'amélioration de l'état hémodynamique définit des patients répondeurs au remplissage et peut inciter à continuer le remplissage. Cependant, l'absence d'amélioration de l'état hémodynamique sous remplissage définit les non répondeurs au remplissage et incite d'arrêter le remplissage vasculaire. En effet, chez ces patients, le remplissage vasculaire peut induire une augmentation de la tension pariétale du VD avec majoration de l'interdépendance ventriculaire et baisse de la compliance du ventricule gauche. Un remplissage non justifié peut ainsi entraîner une aggravation de l'état hémodynamique de ces patients [79, 87, 148].

Dans notre série, tous les patients ont bénéficié d'un remplissage vasculaire lors de leur prise en charge initiale.

6.1.2.2- Le traitement inotrope positif

Les agents inotropes positifs sont souvent prescrits en cas d'embolie pulmonaire grave [2]. L'amélioration de la fonction ventriculaire droite est due à une action directe sur le VD mais également à une action indirecte via l'amélioration de la systole ventriculaire gauche qui renforce la systole du ventricule droit [148].

La dobutamine est l'agent inotrope positif qui était le plus utilisé dans notre série (32 %). L'action de cette molécule passe par une augmentation de la concentration intra-myocytaire en AMPc et par conséquent une augmentation de la concentration intra-cellulaire en calcium ce qui favorise la contraction de la fibre myocardique [148, 184].

Jardin et al [108] rapportent sur une série de 10 patients de réanimation ayant une embolie grave, une augmentation du débit cardiaque sous dobutamine à la dose de 8,3 ± 3,7 µg/kg/min (de 1,7±0,4 l/min/m^2 à 2,3±0,6 l/min/m^2, p < 0,001). Cette augmentation était liée uniquement à une augmentation du volume d'éjection systolique sans augmentation de la fréquence cardiaque. Cependant, la prescription de la dobutamine doit être toujours précédée par une optimisation de la volémie.

La dopamine a été utilisée chez 20 % de nos patients. Ducas et al [54] ont rapporté une efficacité comparable avec la dobutamine dans un modèle d'expérimentation animale avec une augmentation du débit cardiaque et de la pression artérielle sans modification des résistances vasculaires pulmonaires. Cette efficacité a été également rapportée par l'étude de Jardin et al [108]. Cependant, une augmentation de la fréquence cardiaque et des résistances vasculaires pulmonaires a été notée dans cette étude ce qui rend la dobutamine l'agent de choix dans ces conditions.

Le lévosimendan est une nouvelle molécule qui permet d'augmenter la contractilité myocardique, de baisser la post charge du ventricule droit en exerçant un effet vasodilatateur sur les artères pulmonaires et d'améliorer la perfusion ventriculaire droite grâce à une vasodilatation coronaire [238].

6.1.2.3- Le traitement vasopresseur

Le traitement vasopresseur permet d'assurer une correction rapide de la pression artérielle ce qui permet d'éviter l'aggravation des différentes défaillances d'organe [148]. La noradrénaline, un agoniste des récepteurs α, constitue le vasopresseur de choix chez les patients ayant une embolie pulmonaire grave ; en effet ; elle permet d'améliorer la fonction ventriculaire droite en améliorant le retour veineux d'une part et la perfusion de la coronaire droite d'autre part [79, 87, 148, 164]. Elle agit également en exerçant un effet β qui n'est pas aussi important que celui de l'adrénaline [2,87].

Prewitt et al [79, 164] ont montré que le bénéfice obtenu avec la noradrénaline par l'amélioration de la fonction ventriculaire droite est beaucoup plus important que le risque d'élévation des résistances vasculaires pulmonaires qui est très minime [79, 164].

6.2-Le traitement étiologique

6.2.1- L'anticoagulation

L'anti coagulation constitue la pièce angulaire du traitement étiologique de l'embolie pulmonaire. Elle doit être débutée sans délai devant toute embolie pulmonaire confirmée ou fortement suspectée avant même la réalisation d'une imagerie, tant que le risque hémorragique n'est pas élevé [27, 230]. Plusieurs molécules sont actuellement disponibles ce qui permet de diversifier le choix des schémas thérapeutiques.

6.2.2.1- L'héparine non fractionnée (HNF)

L'HNF agit en accélérant l'action de l'ATIII ce qui permet d'une part la prévention de la formation et l'extension du thrombus et d'autre part le renforcement de l'action de la fibrinolyse endogène. Une dose de charge de 5000 à 10000 unités d'HNF est d'abord administrée puis une perfusion continue à la dose de 300 à 500 u/kg/24 est poursuivie pendant au moins 5 jours [87, 128]. La dose nécessaire est ajustée en fonction du temps partiel de thromboplastine qui doit être entre 60 et 80 secondes (2 à 3 fois le témoin), pratiqué 6 heures après chaque modification de la dose [87, 128]. En cas de résistance à l'héparine (objectifs non atteints avec une dose > 50000 u/24H), la dose sera ajustée en fonction de l'héparinémie. Cette modalité de surveillance s'impose également en cas de temps de céphaline activée allongé sous l'effet d'un anti coagulant lupique circulant [87, 137]. Dans notre série, l'HNF a été prescrite chez 94 % des patients.

6.2.2.2- Les héparines de bas poids moléculaire (HBPM)

L'utilisation des HBPM ou de préparations de pentasaccharides est aussi efficace que l'HNF pour le traitement des embolies pulmonaires non compliquées d'une instabilité hémodynamique (non graves) [230]. Ces molécules ont plusieurs avantages par rapport à l'héparine, en effet [96, 230] :

- elles sont faciles à administrer (voie sous cutanée) ;
- leur biodisponibilité est plus importante que l'héparine ;
- leur administration ne nécessite pas un monitorage d'efficacité sauf pour les obèses (poids > 150 kg), les dénutris (poids < 40 kg) et pour les insuffisants rénaux. Dans ces conditions, un dosage de l'activité

anti-Xa est nécessaire. Ce dosage doit être pratiqué 4 H après l'injection du matin. L'objectif d'une anti coagulation curative est d'avoir une activité anti-Xa entre 0,6 et 1 IU/ml en cas de deux injections par jour et une activité entre 1 et 2 IU/ml en cas d'une administration quotidienne unique ;

• le risque de thrombopénie induite par l'héparine est moindre par rapport à l'héparine non fractionnée.

Ces avantages ont fait que l'ACCP recommande l'utilisation des HBPM plutôt que l'HNF dans les embolies pulmonaires non graves [27].

Dans notre série, ces molécules n'étaient prescrites que chez 6 patients.

Actuellement, les molécules approuvées sont les suivantes [128]:

• *L'Enoxaparine* à la dose de 100 U /kg/ 12H.
• *La Tinzaparine* à la dose de 175 U/kg/24H.
• *Le Fondaparinux* à la dose de 5 mg /24 H si le poids est < 50 Kg, 7,5 mg/24 H si le poids est compris entre 50 et 100 kg et 10 mg/24 H si le poids est > 100 kg.

6.2.2.3 - Les anti vitamine K (AVK)

L'administration des AVK peut être commencée dés le premier jour d'héparinothérapie si le TCA est compris en 2 et 3 fois le témoin. Cette attitude n'est pas toujours justifiée en réanimation étant donné que les AVK ne sont prescrits qu'une fois le risque hémorragique n'est plus menaçant. Une période de chevauchement de 5 jours est souvent nécessaire, en effet, même si la demi-vie du facteur VII n'est que de 6 heures, la déplétion en facteur II nécessite au moins 5 jours [87, 97]. La dose initiale de warfarine est de 5 mg administrée quotidiennement [97]. Un INR à 3 est visé au cours de cette période étant donné que l'association de l'héparine aux AVK prolonge l'INR de 0.5 [87].

Un INR compris entre 2 et 3 pendant deux jours consécutifs autorise à arrêter l'héparinothérapie [87]. Ces molécules sont contre indiquées chez la femme enceinte vu leur pouvoir tératogène [87].

Dans notre série, le relais par AVK a été effectué chez 73,5 % de nos patients avec un délai moyen de 7 ± 6 jours. En analyse univariée, l'absence de relais par AVK était associée à un mauvais pronostic (p = 0,041). Ce-ci peut être expliqué soit par une meilleure anticoagulation obtenue avec les AVK par rapport aux patients qui n'ont eu qu'une anticoagulation exclusive par HNF soit par une sévérité moins importante de ces patients vu que les AVK ne sont habituellement introduits en réanimation que chez les patients qui sont à l'abri de tout risque hémorragique.

6.2.2.4- La durée du traitement

Deux cas de figure peuvent être envisagés :
- Les facteurs de risque responsables de l'embolie pulmonaire sont transitoires : dans ces conditions, la durée du traitement varie entre 3 et 6 mois. En cas d'une première récidive, la durée du traitement sera d'une année.
- Les facteurs de risque sont persistants ou idiopathiques : La durée du traitement est beaucoup plus prolongée. La même attitude est adoptée devant des accidents thromboemboliques récurrents : Aucun consensus n'est établi concernant la durée exacte du traitement dans ces conditions. Le traitement peut être à vie [186].

6.2.2- La fibrinolyse

L'embolie pulmonaire grave avec un état de choc cardiogénique constitue une indication indiscutable à la fibrinolyse en dehors d'une contre indication à ce traitement [87, 230, 255, 155]. La fibrinolyse est d'autant plus efficace si elle est débutée précocement par rapport à l'apparition des symptômes. En effet, les meilleurs résultats sont obtenus dans les 48 heures suivant la symptomatologie mais il est possible d'administrer les fibrinolytiques même 14 jours après [129, 47].

Sur le plan physiopathologique, l'efficacité du traitement fibrinolytique est expliquée par une désobstruction rapide de l'artère pulmonaire par rapport au traitement anticoagulant seul. En effet, Dalla-Voltat et al [44] rapportent que la désobstruction est détectable à la scintigraphie deux heures après le début du traitement ce qui permet une baisse plus rapide des résistances vasculaires pulmonaires, une amélioration de la fonction ventriculaire droite et une augmentation précoce du débit cardiaque. Ce ci explique la réduction de la mortalité en cas d'association de la fibrinolyse à l'anti coagulation : Dans une méta-analyse réalisée par Wan et al [242], cette association permet d'avoir une mortalité significativement plus basse par rapport à l'anticoagulation seule (9,4 % VS 19 % ; OR = 0,45, 95% ; IC : 0,22 à 0,92).

D'autres indications sont moins consensuelles pour la fibrinolyse : Certains auteurs préconisent que les patients n'ayant pas de défaillance circulatoire peuvent bénéficier de la fibrinolyse si une dysfonction ventriculaire droite est objectivée par l'échographie cardiaque ou suspectée par une élévation du taux des troponines [88, 129, 230]. Dans une étude prospective, randomisée, en double aveugle, Konstantinides et al [127] ont montré que l'association de la fibrinolyse à l'héparine ne permet pas de réduire la mortalité mais permet d'éviter l'escalade thérapeutique chez ces patients.

Plusieurs molécules sont disponibles avec des protocoles d'administration différents. Les modalités d'administration approuvées sont les suivantes [128]:

- La Streptokinase avec une dose de charge de 250000 IU sur 30 min suivie d'une perfusion de 100000 IU/H pendant 12 à 24 H.
- L'Urokinase avec une dose de charge de 4400 IU/kg sur 10 min suivie d'une perfusion continue de 4400/kg/H pendant 12 à 24 H.

- L'Alteplase (rtPA) : 100 mg à administrer en 2 H ou 0,6 mg/kg à administrer en 15 min (sans dépasser 50 mg).
- La Reteplase : deux injections de 10 IU à 30 min d'intervalle.

L'alteplase semble être plus efficace par rapport aux autres molécules [128]. Les modalités d'administration courtes sont également préférables, surtout dans les conditions d'urgence [130, 128].

La décision d'entreprendre une fibrinolyse doit toujours tenir compte d'éventuelles contre indications. Les contre-indications absolues sont les suivantes [87] :

- Un accident vasculaire cérébral hémorragique ou de nature inconnue ;
- Un accident vasculaire cérébral ischémique datant de moins de six mois ;
- Une pathologie tumorale du système nerveux central ;
- Une chirurgie, un polytraumatisme ou un traumatisme crânien datant de moins de trois semaines.

D'autres contre-indications relatives doivent être discutées au cas par cas en évaluant le bénéfice/risque pour chaque patient. Parmi ces contre indications, on peut citer la grossesse, la première semaine du post-partum, l'anti-coagulation orale, l'HTA mal contrôlée, les hépatopathies avancées, l'endocardite infectieuse, l'ulcère évolutif et l'accident ischémique transitoire datant de moins de 6 semaines.

Malgré le bénéfice indiscutable de la fibrinolyse chez les patients présentant une embolie pulmonaire grave, ce traitement peut être émaillé de complications redoutables. En effet, les incidents hémorragiques majeurs sont retrouvés avec une fréquence cumulée de 13 % des cas [128, 230] alors que l'hémorragie intra-crânienne est rapportée dans 1,8 à 3 % des cas [128, 129].

Dans notre étude, la thrombolyse n'a été tentée chez aucun patient malgré la proportion élevée des embolies pulmonaires graves. Ce ci est expliqué par la sévérité des polytraumatismes et des traumatismes crâniens amenant les patients en réanimation ce qui constitue une contre indication absolue à la fibrinolyse.

6.2.3- L'embolectomie chirurgicale

L'embolectomie chirurgicale reste une intervention de sauvetage qui a été rarement pratiquée durant les dernières décennies. Peu de data existent concernant sont efficacité ou les risques auxquels elle expose [128]. Actuellement, cette modalité thérapeutique est indiquée chez les patients ayant une embolie pulmonaire grave avec une contre indication absolue à la fibrinolyse ou en cas d'échec de la fibrinolyse. Le perfectionnement des moyens d'assistance circulatoire a permis à certaines équipes d'affiner leur technique avec une amélioration considérable du pronostic en post opératoire [128, 136].

La présence d'une contre-indication ou l'échec de la fibrinolyse peuvent également justifier une embolectomie interventionnelle par cathétérisme de l'artère pulmonaire et fragmentation du caillot [128].

Au total, l'embolie pulmonaire constitue une urgence thérapeutique. Le traitement comporte un volet symptomatique (correction de la défaillance hémodynamique et respiratoire) et un volet étiologique dont la pièce angulaire est l'anti coagulation. La fibrinolyse est réservée par les embolies pulmonaires graves. Les contre-indications doivent être respectées pour éviter la survenue de complications pouvant mettre en jeu le pronostic vital.

7-LE TRAITEMENT PREVENTIF

L'efficacité du traitement préventif permet de réduire l'incidence des complications thromboemboliques. Chez les polytraumatisés, la prévention pharmacologique peut exposer les patients à des complications hémorragiques qui peuvent être fatales. La diversité des lésions retrouvées fait que certaines modalités de prévention ne peuvent pas être appliquées : c'est l'exemple des moyens de prévention mécanique qui ne peuvent pas être appliqués en cas de traumatisme des membres inférieurs.

La complexité des associations lésionnelles possibles fait que jusqu'à ce jour, aucun consensus clair n'est disponible pour cette population.

7.1-Les moyens de prévention mécanique

Les patients victimes d'un polytraumatisme constituent une population à haut risque de complications thromboemboliques mais en contre partie, la prévention pharmacologique de ces complications peut exposer à un risque hémorragique pouvant mettre en jeu le pronostic vital. Ce-ci peut expliquer l'intérêt des moyens de prévention mécanique : bas de contention ou compression pneumatique intermittente.

Dans l'unique étude qui s'est intéressée au dépistage systématique des embolies pulmonaires, Fischer et al [67] ont rapporté une incidence d'embolie pulmonaire de 6 % chez les patients n'ayant pas eu de prophylaxie versus 4 % chez les patients ayant bénéficié de la prévention mécanique (p = 0,02). La majorité des études évaluant cette modalité se heurtent à la mauvaise compliance des patients compte tenu de l'inconfort associé à l'utilisation de ces moyens : L'utilisation d'outils « miniatures » a permis de résoudre en partie ce problème [122, 169].

7.2-Les moyens de prévention pharmacologique

L'héparine, utilisée dans le traitement curatif des accidents thromboemboliques peut également être prescrite comme traitement préventif : Knudson et al [124] ont rapporté que l'incidence des TVP était de 3 % chez les patients ayant reçu 5000 UI d'héparine deux fois par jour alors qu'elle était de 7 % chez les patients n'ayant eu aucune prophylaxie. Cette molécule reste cependant moins efficace que l'énoxaparine. En effet, Geerts et al [77] ont rapporté une incidence de TVP à 31 % chez les patients ayant une prophylaxie par énoxaparine VS 44 % chez les patients ayant une prophylaxie par héparine (p=0,01) sans qu'il y ait une différence statistiquement significative concernant les complications hémorragiques (p=0,12).

La prévention pharmacologique, quelle que soit la molécule utilisée, reste plus efficace que les moyens de prévention mécanique. En utilisant les data de trois essais différents menés par Knudson et al [120, 123, 125], les résultats sont nettement à la faveur de la prévention pharmacologique. Ce-ci pourrait être expliqué par une action systémique de l'anticoagulation pharmacologique alors que les moyens mécaniques semblent avoir une efficacité qui diminue avec la profondeur de la thrombose. Ce-ci est soutenu par les résultats de l'étude de Fischer [67] qui rapporte l'absence de différence entre prévention mécanique et aucune prévention concernant la survenue de thromboses pelviennes.

L'introduction précoce d'une anti coagulation préventive par énoxaparine permet de réduire de façon considérable le risque de complication thromboembolique sans majorer le risque de complications neurologiques chez des patients bien sélectionnés : Dans une étude prospective [175] portant sur 525 patients ayant un traumatisme crânien, les patients bénéficient d'un contrôle scannographique des lésions initiales au bout de 24 H d'hospitalisation. L'énoxaparine a été introduite en cas de régression ou de stabilisation des lésions si non elle est introduite après stabilisation des lésions sur des examens ultérieurs demandés pour différentes raisons. Cette stratégie a permis d'avoir une incidence des TVP à 1,14 %. Aucun cas d'embolie pulmonaire n'a été rapporté. Six patients (1,1%) ont présenté une aggravation lésionnelle sous énoxaparine nécessitant l'arrêt de l'énoxaparine et/ou le recours à la neurochirurgie. Parmi ces patients, 4 auraient du être exclus de l'étude dès le départ étant donné le risque hémorragique important [175].

Dans notre série, 61,8 % des patients ont eu une prophylaxie contre les complications thromboemboliques. Dans tous les cas, la prévention a été assurée par des moyens pharmacologiques. L'énoxaparine a été prescrite dans 32,3% des cas alors que l'héparine non fractionnée n'a été prescrite pour aucun patient.

7.3-La mise en place d'un filtre cave

L'efficacité de la mise en place d'un filtre pour prévenir la survenue d'une embolie pulmonaire est bien établie chez les patients ayant une thrombose veineuse profonde proximale [121]. Habituellement, ces filtres sont placés chez les patients ayant une embolie pulmonaire dans les conditions suivantes :

- Une contre indication au traitement anti coagulant.
- La survenue d'un accident hémorragique qui impose l'interruption de l'anticoagulation.
- L'inefficacité du traitement anti coagulant (récurrence sous anti coagulants).

Etant donné que les polytraumatisés constituent une population particulièrement exposée aux complications thromboemboliques et que les moyens usuels de prophylaxie sont parfois non applicables chez certains patients, l'insertion d'un filtre cave a été proposée comme alternative permettant de limiter le risque de ces complications [93,121]. Le développement des filtres temporaires et de nouvelles techniques permettant la mise en place de ces filtres au lit du patient, sous contrôle scopique et/ou échographique a participé à la popularisation de ce moyen prophylactique [121, 176]. Les filtres caves exposent en contre partie à certaines complications telles que le développement de thromboses caves, la perforation de la veine cave et la migration secondaire. D'autre part, aucune recommandation n'est disponible concernant le délai optimal pour l'insertion du filtre cave : Etant donné que 24 à 37 % des embolies pulmonaires surviennent pendant les 4 premiers jours post traumatiques [152,182], l'insertion du filtre cave devrait être envisagée dès l'admission.

Dans notre étude, la mise en place d'un filtre cave n'a été proposée pour aucun patient.

Au total, la prévention peut réduire l'incidence et la mortalité associée à l'embolie pulmonaire si elle est efficace. Aucun consensus n'est disponible concernant la prévention chez les polytraumatisés. Pour cette population, la nature du moyen de prévention (moyen mécanique, moyen pharmacologique, filtre cave) doit être discutée au cas par cas. En dehors de toute contre indication, la prévention pharmacologique (particulièrement les HBPM) semble être la plus efficace.

8-PRONOSTIC

8.1-La mortalité

Malgré l'amélioration des moyens diagnostiques et thérapeutiques, la mortalité associée à l'embolie pulmonaire reste élevée, variant entre 15 et 18 % à trois mois de suivi [86, 230]. Dans 75 % des cas, le décès survient durant la phase initiale de la maladie   [86]. Plusieurs facteurs conditionnent l'évolution des patients. En effet, le pronostic dépend du bilan lésionnel initial, mais aussi de l'étendue de la thrombose, du terrain, de l'efficacité du traitement symptomatique et étiologique et de la survenue de complications qui peuvent être en rapport soit avec la maladie soit avec le traitement entrepris.

L'embolie pulmonaire constitue une urgence thérapeutique : Tout retard de la levée de l'obstacle peut contribuer à la pérennisation des conséquences de la défaillance hémodynamique : En l'absence de traitement, la mortalité peut atteindre 26 à 34 % [14, 99].

L'installation d'un état de choc cardiogénique dans les suites de l'embolie pulmonaire constitue un facteur indiscutable de mauvais pronostic : Dans l'étude ICOPER [86], la mortalité à trois mois était de 58,3 % en cas d'embolie pulmonaire grave alors qu'elle était de 15,1 % chez les patients stables. Kasper et al [114] rapportent une mortalité à 24,5 % en cas de choc cardiogénique et de 64,8 % en cas de survenue d'un arrêt cardio-respiratoire. Cet état de choc est expliqué essentiellement par la dysfonction ventriculaire droite [87, 230, 255]. La mise en évidence d'une hypokinésie ventriculaire droite à l'échographie a été identifiée dans l'étude ICOPER [86] comme un facteur de mauvais pronostic avec une mortalité qui est deux fois plus importante. Cette observation a été rapportée par plusieurs autres études [85, 115]. Ce ci a amené certains auteurs à préconiser le recours à la fibrinolyse en cas de dysfonction ventriculaire droite documentée par l'échographie cardiaque [88, 129, 230].

Chez les polytraumatisés, la mortalité en cas d'embolie pulmonaire associée varie entre 17 et 26 % [152, 181, 215]. L'analyse des données de la littérature montre que l'état hémodynamique est le facteur décisif pour le pronostic de ces patients. En effet, en cas d'embolie grave, la mortalité varie entre 18 à 33% [172, 152, 212] alors qu'elle n'est que de 8 à 9,5 % chez les patients normo-tendus [75,76]. Ces données doivent cependant être interprétées avec précaution ; en effet, la mortalité attribuable à l'embolie pulmonaire n'a pas été précisée dans la plupart de ces études.

Dans notre étude, la mortalité en réanimation était de 38,2 % alors que la mortalité intra hospitalière était de 41,2 %. Cette mortalité plus élevée par rapport à la littérature s'explique par

♦ La gravité de nos patients: En effet dans notre étude, le SAPSII à l'admission de 31,59 ± 13,52. De plus, 29 patients (85.4%) avaient un tableau de défaillance multiviscérale après leur développement d'une embolie pulmonaire.

♦ La fréquence des formes graves d'embolie pulmonaire dans notre série (38,23%).

Nos résultats confirment que l'état hémodynamique est un élément déterminant pour le pronostic de polytraumatisés ayant une embolie pulmonaire. En effet, l'état de choc était un facteur de mauvais pronostic en analyse univariée mais aussi en analyse multivariée.

8.2-Complications liées au traitement

8.2.1- Les complications hémorragiques

La survenue de complications hémorragiques sous traitement anti coagulant peut mettre en jeu le pronostic vital. Ces complications peuvent se manifester par un hématome au niveau du point de ponction, une hémorragie digestive, rétro-péritonéale ou par un saignement au niveau d'une plaie chirurgicale. L'analyse des données de la littérature montre que la fréquence des accidents hémorragiques secondaires à l'anti coagulation varie entre 2,4 et 15 % [28, 66, 217]. Au cours de la phase initiale du traitement anti coagulant, le risque hémorragique augmente quotidiennement de 0,8 % [132]. Cette fréquence varie en fonction de l'âge [258, 206], de la sensibilité individuelle à l'héparine et des interactions médicamenteuses possibles [25, 52]. Les polytraumatisés sont encore plus exposés à ces complications hémorragiques compte tenu des lésions initiales : Bratwhaite et al [25] ont rapporté une incidence de 36 % chez 70 polytraumatisés admis en réanimation ce qui a imposé l'arrêt de l'anti coagulation.

Plusieurs études se sont intéressées au risque hémorragique secondaire au traitement fibrinolytique chez les patients ayant une embolie pulmonaire grave. Dans une méta analyse réalisée par Thabut et al [57], les complications hémorragiques étaient plus fréquentes en cas d'association de la fibrinolyse à l'héparine par rapport à l'héparine seule (13,7 % VS 7,7%, RR = 1,76, 95 % CI : 1,04 à 2,98). La complication la plus redoutable est l'hémorragie intra crânienne. Elle peut survenir dans 1 à 3 % des cas [86, 230] et entraîne le décès dans la moitié des cas [209].

La survenue d'une hémorragie grave impose l'arrêt du traitement anti-coagulant et doit faire discuter d'autres alternatives thérapeutiques telles que la mise en place d'un filtre cave.

Dans notre série, les complications hémorragiques ont été constatées chez 8,8% de nos patients mais aucune de ces complications n'était suffisamment grave pour mettre en jeu le pronostic vital. Aucun cas d'hémorragie intra crânienne n'a été constaté.

8.2.2- La thrombopénie induite par l'héparine

La thrombopénie à l'héparine (TIH) est un modèle original de thrombopénie médicamenteuse. En effet, son association aux complications hémorragiques est exceptionnelle alors que son association aux complications thrombotiques est fréquente [244]. Deux formes peuvent être décrites :

8.2.2.1- La TIH de type (I)

La TIH de type (I) est le plus souvent modérée (supérieure à 100 10^9/l) et précoce. Elle apparaît le plus souvent dans les 5 jours suivant le début du traitement. La pathogénie de cette complication est en rapport avec la potentialisation par l'héparine de l'agrégation plaquettaire induite par l'ADP [94, 244]. La TIH (I) est souvent transitoire, pouvant régresser malgré la poursuite de l'anti coagulation [94, 244, 245].

8.2.2.2- La TIH de type (II)

La TIH (II) est associée dans la majorité des cas à des anticorps de type IgG qui activent les plaquettes en présence d'héparine. Ces anticorps reconnaissent le complexe formé par l'héparine et le facteur plaquettaire 4 (PF4) [5, 118]. Cette reconnaissance entraîne une activation plaquettaire avec une activation excessive de la coagulation par augmentation de la génération de thrombine ce qui explique la fréquence des complications thrombotiques secondaires à la TIH (II).

Contrairement à la TIH (I), la TIH (II) survient habituellement au-delà du cinquième jour d'anti coagulation. La fréquence de cette complication dépend de plusieurs facteurs : le type d'héparine, la dose administrée, la durée du traitement, le terrain sous jacent... [94]. Avec l'HNF, le risque varie entre 1 et 5 % alors que le risque est beaucoup plus réduit (moins de 1 %) avec les HBPM vu leur faible poids moléculaire et leur moindre degré de sulfatation ce qui réduit considérablement leur interaction avec le PF4 [94].

Le diagnostic doit donc être suspecté devant toute thrombopénie qui apparaît dans un délai dépassant 5 jours de traitement par héparine. L'apparition de thromboses veineuses ou artérielles sous héparine rend le diagnostic encore plus probable et impose l'arrêt du traitement sans attendre les résultats de la biologie (dosage des anticorps anti-PF4 ou test SRA) [94, 245]. L'anti coagulation est poursuivie préférentiellement avec la lépidurine (Refludan®) ou le danaparoïde sodique (Orgaran®) [94] tout en ajustant la dose en fonction de l'activité anti-Xa.

Dans notre série, 23,5 % des patients ont présenté une thrombopénie sous héparine. Cette complication était corrélée de façon statistiquement significative à un mauvais pronostic aussi bien en analyse univariée qu'en analyse multivariée. Cependant, le lien de causalité entre thrombopénie et héparine n'a pas pu être confirmé pour ces patients chez lesquels la thrombopénie peut être multifactorielle (infections, CIVD, thrombopénies médicamenteuses...).

8.3-Complications liées à l'embolie pulmonaire

8.3.1- L'HTAP post embolique

L'HTAP post embolique est considérée comme une complication rare de l'embolie pulmonaire. Cependant, elle reste associée à une morbidité et une mortalité non négligeables [62, 187]. Son incidence est variable entre 0,1 et 3,8 % des cas [62, 187]. Pengo et al [187] ont rapporté que cette incidence augmente progressivement avec le temps. En effet, elle était de 1 % à 6 mois de suivi, 3 % à une année et 3,8 % deux ans après l'événement embolique. Dans cette même étude, les facteurs prédisposant à l'HTAP post-embolique étaient le jeune âge, l'origine idiopathique, l'obstruction massive de l'artère pulmonaire et la récurrence des accidents emboliques.

La pathogénie de cette HTAP est en rapport avec la persistance d'un résidu thromboembolique qui entraîne une modification de l'architecture de la paroi de l'artère pulmonaire : Morris et al [167] ont rapporté sur des observations autopsiques concernant une HTAP post embolique confirmée, une augmentation de l'épaisseur de la média, une fibrose de l'intima avec une dilatation vasculaire. Ces modifications expliquent l'élévation irréversible des résistances vasculaires pulmonaires en dehors d'une endartériectomie.

Sur le plan clinique, cette complication se manifeste initialement par une dyspnée d'aggravation progressive avec limitation croissante de l'activité physique. L'auscultation peut retrouver un éclat de B2 au foyer pulmonaire. Dans les formes sévères, une douleur thoracique et des syncopes peuvent être rapportées. L'examen physique peut retrouver des signes d'insuffisance cardiaque droite [168, 187].

Le principal diagnostic différentiel chez ces patients est la récidive de l'embolie pulmonaire : La réalisation d'une exploration complémentaire est souvent nécessaire pour trancher entre les deux [187]. L'échographie peut aider à poser le diagnostic d'HTAP post embolique mais la réalisation d'un cathétérisme de l'artère pulmonaire peut s'imposer chez certains patients [62]. L'HTAP est alors définie par une PAP systolique > 40 mmHg avec une PAP moyenne > 25 mmHg et une PAPO < 15 mmHg [187]. Cet examen permet également de choisir les modalités thérapeutiques adaptées, en effet, une thrombo-endartériectomie est envisageable si les résistances vasculaires pulmonaires dépassent 300 Dyn.s.cm^{-5} au repos [168]. Cette intervention impose également que les lésions soient accessibles à la chirurgie selon les données de l'angiographie et que le patient soit indemne de défaillances d'organe qui peuvent augmenter la mortalité post opératoire [168].

8.3.2- La récurrence embolique :

La récurrence de l'embolie pulmonaire doit être suspectée devant toute dyspnée inexpliquée survenant chez un patient ayant des antécédents de maladie thromboembolique. Le risque de récurrence est 3 à 4 fois plus important chez les patients ayant déjà présenté une embolie pulmonaire par rapport aux patients ayant présenté une thrombose veineuse profonde isolée [57, 217].

Le sexe masculin est l'un des facteurs prédisposant à la récidive thromboembolique avec un risque relatif qui varie entre 2,9 et 3,6 [11, 12]. Cependant, cette différence n'apparaît qu'à partir de l'âge de 60 ans [157]. D'autres facteurs prédisposants ont été également identifiés tels que l'origine idiopathique de l'événement thromboembolique, la néoplasie et la persistance d'un taux de D dimère > 500 µg/l un mois après l'arrêt du traitement anti coagulant [11, 12, 23].

Dans notre série, aucun cas de récidive n'a été rapporté.

Au total, la mortalité associée à l'embolie pulmonaire reste élevée malgré l'amélioration des moyens diagnostiques et thérapeutiques. Elle varie entre 17 et 26 % chez les polytraumatisés. La présence d'un état de choc ou la mise en évidence à l'échographie cardiaque d'une dysfonction ventriculaire droite reflètent un mauvais pronostic. L'efficacité du traitement conditionne également le pronostic de ces patients mais expose en contre partie à des complications qui peuvent être fatales. Ces complications sont dominées par les accidents hémorragiques et par la thrombopénie induite par l'héparine. Certaines complications en rapport avec la maladie peuvent également survenir (HTAP post embolique, récurrence de l'embolie pulmonaire et syndrome post thrombotique.

9- DEDUCTIONS ET RECOMMANDATIONS

Au bout de cette étude et après revue de la littérature, nous pouvons déduire que :

Les accidents thromboemboliques sont fréquents chez les polytraumatisés. L'incidence de l'embolie pulmonaire post traumatique varie entre 1 et 6 %. Certains facteurs sont reconnus comme étant particulièrement associés à un risque accru : L'âge > 55 ans, le traumatisme sévère (ISS > 15) et la nature de la lésion traumatique initiale. En effet, les traumatismes crâniens compliqués d'une hémorragie méningée, les traumatismes du rachis, les traumatismes pelviens et le traumatisme des membres inférieurs sont particulièrement pourvoyeurs d'embolie pulmonaire.

La survenue d'une complication thromboembolique est favorisée par l'association de trois facteurs : La stase veineuse, la lésion endothéliale et l'hypercoagulabilité (la triade de Virchow). Les polytraumatisés ont la particularité de réunir ces trois facteurs à la fois. D'autre part, la réaction inflammatoire intense associée au poly-traumatisme potentialise l'effet de ces facteurs.

 La survenue d'une embolie pulmonaire est souvent secondaire à la migration d'un thrombus à partir d'une TVP. Le retentissement hémodynamique de l'embolie pulmonaire aboutit à une dysfonction ventriculaire droite et un état de choc si l'obstruction est supérieure à 50% ou si le patient présente des antécédents cardio-respiratoires. Le retentissement gazométrique est essentiellement secondaire à un effet espace mort au niveau des territoires concernés par l'obstruction et un effet shunt au niveau des territoires sains. Il se traduit par une hypoxémie et une hypocapnie initiale. Une acidose respiratoire ou mixte peut se voir dans les formes graves.

L'embolie pulmonaire post-traumatique peut survenir dans la phase initiale post traumatique. En effet, 24 à 37 % des embolies pulmonaires surviennent dans les quatre premiers jours post-traumatiques. Les signes cliniques pouvant orienter vers le diagnostic sont peu spécifiques mais l'association de plusieurs signes à la fois peut être évocatrice. Ce-ci explique la tendance à essayer d'établir des scores de probabilité clinique pour guider la prise en charge. Cependant, ces scores semblent être inadaptés aux patients de réanimation.

Si aux urgences les D dimères sont particulièrement utiles par leur VPN, leur intérêt chez les polytraumatisés admis en réanimation et suspects d'embolie pulmonaire est minime. La radiographie thoracique et de l'électrocardiogramme doivent être obligatoirement demandés, bien qu'ils soient peu spécifiques (peuvent servir à éliminer d'autres diagnostics). Un intérêt particulier doit être accordé à l'échographie cardiaque: L'identification d'une dilatation ventriculaire droite, une HTAP et une dyskinésie septale est évocatrice du diagnostic.

L'angiographie pulmonaire constitue le « Gold standard » pour poser le diagnostic d'embolie pulmonaire mais elle est de moins en moins utilisée. La scintigraphie paraît un examen peu adapté pour l'exploration des polytraumatisés admis en réanimation. L'angioscanner thoracique constitue l'examen de confirmation à demander en première intention en dehors d'une contre-indication inhérente à l'injection de produit de contraste.

L'embolie pulmonaire constitue une urgence thérapeutique. Le traitement comporte un volet symptomatique (correction de la défaillance hémodynamique et respiratoire) et un volet étiologique dont la pièce angulaire est l'anticoagulation. La fibrinolyse est réservée par les embolies pulmonaires graves. Les contre indications doivent être respectées pour éviter la survenue de complications pouvant mettre en jeu le pronostic vital.

La mortalité associée à l'embolie pulmonaire reste élevée malgré l'amélioration des moyens diagnostiques et thérapeutiques. La présence d'un état de choc ou la mise en évidence à l'échographie cardiaque d'une dysfonction ventriculaire droite reflètent un mauvais pronostic.

Enfin, il a été démontré que la prévention lorsqu'elle est efficace peut réduire l'incidence et la mortalité associée à l'embolie pulmonaire.

En définitive, au bout de ce travail et après revue de la littérature nous proposons :

♦ Une démarche pour la prévention des complications thromboemboliques en Réanimation (**Figure 30**)

♦ Une démarche Diagnostique en cas de suspicion d'embolie pulmonaire en Réanimation (**Figure 31**)

♦ Une démarche pour la prise en charge thérapeutique des embolies pulmonaires en Réanimation (**Figure 32**)

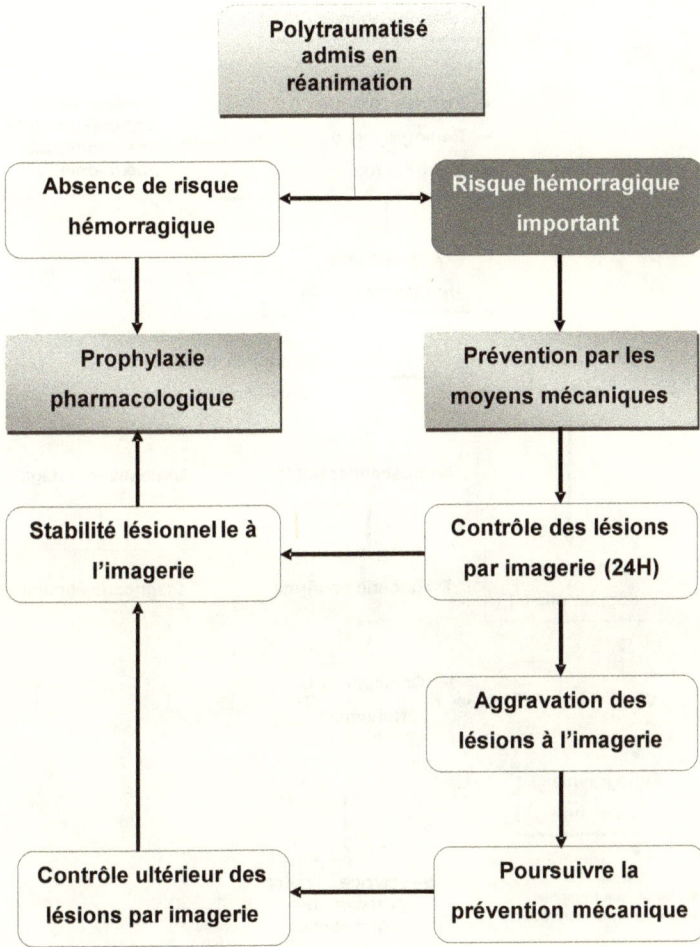

Figure n° 30 : Une démarche pour la prévention des complications
thromboemboliques en Réanimation

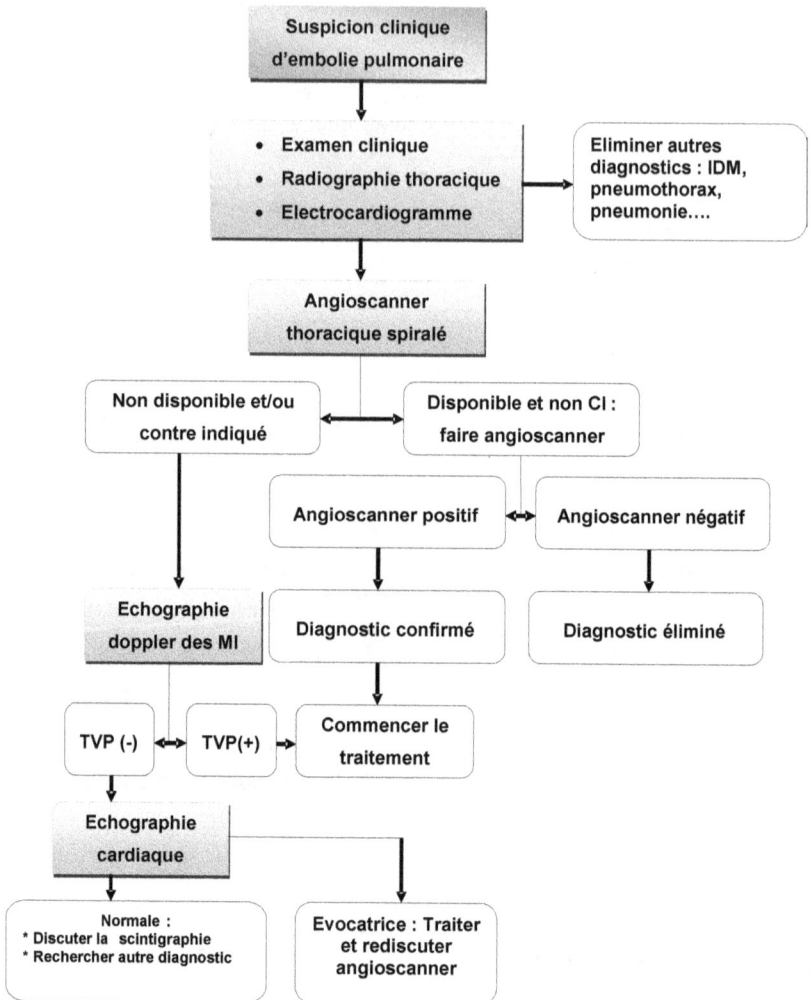

Figure n° 31 : *Une démarche Diagnostique en cas de suspicion d'embolie chez un polytraumatisé en Réanimation.*

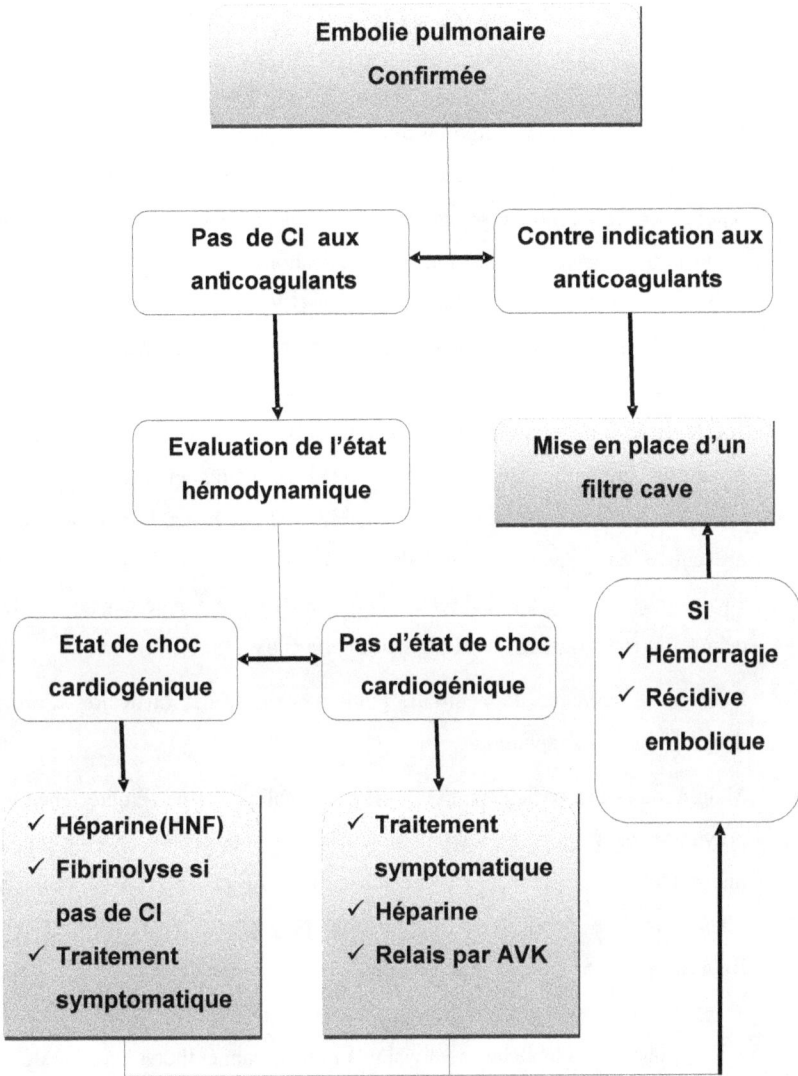

Figure n° 32 : *Une démarche pour la prise en charge thérapeutique des embolies pulmonaires post traumatiques en Réanimation*

CONCLUSION

Le polytraumatisme constitue un problème de santé publique dans le monde entier. Les patients graves nécessitent le plus souvent une hospitalisation en réanimation et durant leur séjour en soins intensifs, l'évolution de ces patients peut faire l'objet de plusieurs complications dont les complications thromboemboliques. L'embolie pulmonaire (EP) constitue la forme la plus grave de ces complications dans la mesure où elle peut mettre en jeu le pronostic vital. Les polytraumatisés sont particulièrement exposés aux accidents thromboemboliques pour plusieurs raisons à savoir l'alitement favorisant la stase veineuse, les lésions vasculaires et les troubles de l'hémostase avec un état d'hypercoagulabilité. D'autre part, l'anticoagulation préventive est souvent contre indiquée. La tâche du clinicien est rendue encore plus difficile par l'absence d'un consensus univoque concernant les délais d'introduction de l'anticoagulation préventive.

De plus, la survenue de l'embolie pulmonaire pose des difficultés d'ordre diagnostique et thérapeutique.

Malgré toutes ces difficultés, l'embolie pulmonaire reste peu étudiée chez les polytraumatisés admis en réanimation. Ainsi, il nous a paru utile de mener une étude prospective sur une période de 4 ans (janvier 2005 – décembre 2008) dans le service de réanimation polyvalente du CHU « Habib Bourguiba » de Sfax. Le diagnostic de l'EP a été retenu devant :

- La visualisation d'un thrombus au niveau de l'artère pulmonaire ou de l'une de ses branches de division à l'angioscanner thoracique spiralé ;

- Une suspicion clinique importante associée à une scintigraphie montrant une forte probabilité élevée d'embolie pulmonaire ;

- La visualisation d'un thrombus au niveau des cavités droites à l'échographie cardiaque.

Les objectifs de notre travail sont :

➢ Etudier la fréquence et le délai d'installation de l'embolie pulmonaire chez les polytraumatisés admis en réanimation ;

➢ Déterminer les facteurs de risque et détailler les caractéristiques physiopathologiques du polytraumatisme compliqué d'une embolie pulmonaire ;

➢ Dégager les caractéristiques cliniques de cette pathologie chez les polytraumatisés hospitalisés en réanimation ;

➢ Détailler les moyens diagnostiques et la prise en charge thérapeutique de cette pathologie ;

➢ Proposer une démarche diagnostique et thérapeutique (préventive et curative).

Nos résultats sont les suivants :

Sur le plan épidémiologique :

➢ Durant la période d'étude, 1067 polytraumatisés ont été hospitalisés au service de réanimation de Sfax dont 34 patients ont présenté une embolie pulmonaire soit une fréquence de 3,18 %.

➢ La majorité des patients inclus ont été admis directement du lieu de l'accident au service de réanimation (41,2 %).

➢ L'âge moyen est de 42 ± 16,3 ans (extrêmes 15 et 69 ans).

➢ Une prédominance masculine a été constatée avec un sex-ratio de 3,2.

➢ L'état de santé antérieur des patients a été apprécié par la classification de Knauss : 31 patients (91,2 %) avaient une activité normale (classe A). Seuls 5 patients (14,7 %) ont un ou plusieurs antécédents.

➤ La gravité du traumatisme a été évaluée par le score ISS : Le score ISS a varié de 4 à 51 avec une valeur moyenne de 25,3 ± 11,4. 25 patients (73,5 %) avaient un ISS ≥ 25.

➤ La gravité du tableau clinique initial a été évaluée par le score SAPS(II) qui a varié entre 0 et 58 avec une valeur moyenne de 31,6 ± 13,5 points. Vingt et un patients (61,8 %) avaient un SAPS(II) > 30.

Données cliniques à l'admission :

➤ Le niveau de conscience a été évalué par le score de Coma de Glasgow. Il a été en moyenne de 9 ± 3,87 points avec des extrêmes allant de 3 à 15 points. Un Coma profond avec un score de Glasgow inférieur à 8 a été constaté dans 41 % des cas.

➤ La majorité des patients (94,1 %) ont été ventilés dés le premier jour de leur admission en réanimation.

➤ Dans notre série, 24 patients (70,6 %) ont présenté des agressions cérébrales secondaires d'origine systémiques (ACSOS).

➤ Trente et un traumatisés (91%) ont développé au moins une défaillance viscérale le jour de l'admission en réanimation.

Bilan lésionnel :

➤ Le traumatisme crânien a été retrouvé chez 32 patients (94,1 %). Ce traumatisme a été isolé pour 15 patients (46,8 %) alors qu'il a été associé à d'autres lésions dans le cadre du polytraumatisme chez 17 patients (53,2 %).

➤ Le traumatisme thoracique a été retrouvé chez 13 patients (38,3 %).

➤ Le traumatisme abdominal a été retrouvé chez 6 patients (17,6 %).

➤ Le traumatisme du rachis a touché 11 patients (32,3 %) dont un patient a présenté une tétraplégie (2,9 %).

➤ Les fractures du bassin ont été constatées chez 4 patients (11,6 %),

➢ Une ou plusieurs fractures au niveau des membres ont été trouvées chez 10 patients (29,4 %). La chirurgie était nécessaire dans 70 % des cas.

Données de l'examen clinique le jour du diagnostic de l'embolie pulmonaire :

➢ Le diagnostic d'embolie pulmonaire a été établi dans le service de réanimation chez 32 patients (94,1 %).

➢ Le délai moyen d'apparition de l'embolie a été de 11,3 ± 9,3 jours avec des extrêmes allant de 3 à 46 jours. Huit patients (24 %) ont présenté cette complication pendant les 5 premiers jours d'hospitalisation.

➢ L'état de choc, la dyspnée et la fièvre étaient les signes cliniques les plus fréquents. Une hypoxémie définie par un rapport $PaO2/FiO2 < 300$ a été retrouvée chez 28 patients (82,35 %).

➢ Les signes cliniques de phlébite n'ont été retrouvés que chez 3 patients (8,8 %).

➢ L'auscultation pulmonaire n'a révélé aucune anomalie chez 79,4 % des patients.

➢ Le jour de l'embolie pulmonaire, 32 patients (94,1 %) étaient sous ventilation mécanique.

➢ Vingt et un polytraumatisés soit 61,8% avaient déjà une anti coagulation préventive à base d'héparine de bas poids moléculaire avant le développement de l'embolie pulmonaire.

Les examens complémentaires

❖ Les examens complémentaires de présomption

➢ Le dosage des D-dimères a été réalisé chez 6 malades (17,6 %), il a été positif (>500 ng/ml) dans 100 % des cas.

➤ La radiographie thoracique a été pratiquée chez 32 patients (94 %). Elle a été normale chez 17 patients (53 % des cas). Une anomalie de la transparence pulmonaire a été notée chez 5 patients (15,6 %).

➤ L'électrocardiogramme a été réalisé chez 28 patients (82 %). Il était pathologique pour 26 patients (92,9 %). L'anomalie la plus fréquente était la tachycardie sinusale (89,3 %).

➤ Les gaz du sang ont été pratiqués chez 33 patients (97 %). Une hypoxémie définie par un rapport PaO2/FiO2<300 a été observée chez 28 patients (84,8 %).

➤ L'échographie cardiaque a été pratiquée chez un seul patient et n'a objectivé ni des signes directs ni des signes indirects en faveur de l'embolie pulmonaire.

➤ L'écho-doppler des membres inférieurs a été faite chez 11 patients. Elle a permis de confirmer le diagnostic d'une phlébite dans 5 cas (45 %). L'écho doppler a été normal chez les 3 patients ayant des signes cliniques de phlébite.

❖ *Les examens complémentaires de confirmation*

➤ Un angio-scanner thoracique a été pratiqué de première intention chez 33 patients (97,1%). L'examen n'était pas disponible pour un patient. Il a montré une embolie pulmonaire proximale chez 30 patients (90,9 %) et une embolie pulmonaire distale chez 3 patients (9,1 %).

➤ La scintigraphie pulmonaire de perfusion était faite chez un seul malade (2,9 %). L'examen était concluant et le diagnostic a été retenu devant une forte suspicion clinique.

La prise en charge thérapeutique

❖ *Le traitement symptomatique*

➢ Le jour de l'embolie pulmonaire, 32 patients (94,1%) étaient sous ventilation mécanique. La durée moyenne de la ventilation était de 17,2 ± 13,5 jours.

➢ Tous les patients ont bénéficié d'un remplissage vasculaire.

➢ Le recours aux catécholamines s'est imposé pour 13 patients (38,2%) le jour de l'embolie pulmonaire. Une instabilité hémodynamique est apparue secondairement chez 11 patients supplémentaires ayant nécessité le recours aux catécholamines. Ainsi, 24 patients (70,6%) ont reçu des catécholamines durant leur hospitalisation au service de réanimation. La dobutamine a été la molécule la plus utilisée (45,8 % des cas).

❖ *Le traitement spécifique :*

➢ L'anti coagulation a été prescrite pour tous les patients. Elle était à base d'héparine non fractionnée (HNF) dans 94 % des cas et à base de HBPM pour 6 % des patients.

➢ Le relai par les AVK a été réalisé chez 25 patients (73,5 %) en moyenne 7,12 ± 6 jours après le début de l'héparinothérapie.

➢ La thrombolyse n'a été indiquée pour aucun patient.

❖ *Les complications sous traitement :*

➢ Quatre patients ont présenté des accidents hémorragiques (11,8 %) : deux patients ont présenté des hématémèses (5,9 %), un patient a présenté une épistaxis (2,9 %) et un patient a présenté de petits hématomes (2,9 %).

➢ Huit patients (23,52 %) ont présenté une thrombopénie sous héparine. Cependant le lien de causalité avec le traitement anti coagulant n'a pu être établi dans aucun cas.

➢ Trente deux traumatisés (94,1 %) ont développé au moins une défaillance viscérale.

➢ Vingt sept patients (79,4 %) ont présenté une ou plusieurs infections nosocomiales.

L'évolution :

➢ La durée moyenne de séjour dans le service de réanimation était de 31,6 ± 35,7 jours avec des extrêmes allant de 1 à 203 jours. Alors que la durée moyenne de séjour à l'hôpital était de 32,8 ± 35,3 jours.

➢ La mortalité en réanimation était de 38,2 % alors que la mortalité intra hospitalière était de 41,1%.

➢ L'analyse multivariée a montré que les facteurs indépendants qui restent toujours prédictifs d'un mauvais pronostic en réanimation sont : la présence d'un état de choc le jour de l'embolie pulmonaire (p = 0,021 ; OR=9,96 ; IC = 1,418 - 70,07) et l'apparition d'une thrombopénie sous héparine (p = 0,028 ; OR=32,53 ; IC = 1,45 - 725,867).

➢ Pour la mortalité hospitalière, l'analyse multivariée a montré que les facteurs prédictifs d'un mauvais pronostic concernant l'évolution intra hospitalière sont : le choc le jour de l'embolie pulmonaire (p=0,004 ; OR= 8,43 ; IC = 1,1 - 65,4) et un nombre de défaillances viscérales > 3 (p=0,002 ; OR= 3,7 ; IC= 1,4 - 31,3).

➢ En comparant les patients inclus dans notre étude à un groupe de polytraumatisé qui ont été hospitalisés pendant la même période d'étude et qui n'ont pas présenté cette complication, les facteurs prédictifs de survenue de l'embolie pulmonaire en analyse multivariée sont : l'âge > 40 ans (OR=4,57), un SAPSII > 25 (OR=4,48), l'hémorragie méningée (OR=12,81) et le traumatisme du rachis (OR=13,68). Sur le plan biologique, un rapport PaO2/FiO2 initial < 200 mmHg (OR = 6,31) et un taux de plaquettes > 150000 élts/mm³ ≥ (OR=7,93) sont des facteurs indépendants prédictifs de survenue d'une embolie pulmonaire.

Au terme de ce travail et après revue de la littérature nous concluons que :

- l'embolie pulmonaire constitue une complication redoutable chez les polytraumatisés admis en réanimation ;

- La présence d'une hémorragie méningée et/ou d'un traumatisme du rachis s'associent à un risque particulièrement élevé de survenue de cette complication ;

- Le diagnostic doit être évoqué cliniquement devant toute hypoxémie et/ou un état de choc inexpliqués ;

- L'angioscanner thoracique est le meilleur moyen de confirmation diagnostique ;

- L'embolie pulmonaire constitue une urgence thérapeutique. Le traitement comporte un volet symptomatique et un volet étiologique dont la pièce angulaire est l'anticoagulation ;

- *Le traitement préventif diminue nettement l'incidence de cette pathologie. Nous insistons sur l'utilisation des moyens mécaniques dès l'admission en réanimation et la précocité d'introduction des moyens pharmacologiques.* En effet, l'absence de risque hémorragique et/ou la stabilité des lésions potentiellement hémorragique sur l'imagerie de contrôle réalisée 24 heures après l'admission en réanimation doivent inciter à commencer l'anti-coagulation préventive dès le deuxième jour d'hospitalisation en réanimation. Cependant la persistance du risque hémorragique et/ou l'aggravation des lésions sur l'imagerie de contrôle doivent inciter à continuer l'utilisation des moyens mécaniques et rediscuter les moyens pharmacologiques dès la stabilisation des lésions.

BIBLIOGRAPHIE

1. A. Armand-Perroux, M.-T. Barrellier.
La thrombose veineuse : quoi de neuf ?
Réanimation, Volume 17, Issue 8, December 2008, Pages 736-744.

2. A. Mercat, G. Orliaguet.
Traitement symptomatique de la défaillance cardiorespiratoire de l'embolie pulmonaire grave.
Réanimation, Volume 10, Issue 5, August 2001, Pages 495-498

3. Adib-Conquy M, Asehnoune K, Moine P, Cavaillon JM.
Long-term-impaired expression of nuclear factor-kappa B and I kappa B alpha in peripheral blood mononuclear cells of trauma patients.
J Leukoc Biol. 2001 Jul; 70(1):30-8.

4. Alderson PO, Doppman JL, Diamond SS, Mendenhall KG, Barron EL, Girton M.
Ventilation-perfusion lung imaging and selective pulmonary angiography in dogs with experimental pulmonary embolism.
J Nucl Med. 1978 Feb; 19(2):164-71

5. Amiral J, Bridey F, Dreyfus M, Vissoc AM, Fressinaud E, Wolf M, Meyer D.
Platelet factor 4 complexed to heparin is the target for antibodies generated in heparin-induced thrombocytopenia.
Thromb Haemost. 1992 Jul 6; 68(1):95-6.

6. Anderson FA Jr, Wheeler HB, Goldberg RJ, Hosmer DW, Patwardhan NA, Jovanovic B, Forcier A, Dalen JE.
A population-based perspective of the hospital incidence and case-fatality rates of deep vein thrombosis and pulmonary embolism.
The Worcester DVT Study.Arch Intern Med. 1991 May; 151(5):933-8.

7. Anderson JT, Jenq T, Bain M, Jacoby R, Osnis R, Gosselin RC, Owings JT.
Diagnosis of posttraumatic pulmonary embolism: is chest computed tomographic angiography acceptable?
J Trauma. 2003 Mar;54(3):472-7.

8. Aronson DL, Thomas DP.
Experimental studies on venous thrombosis: effect of coagulants, procoagulants and vessel contusion.
Thromb Haemost. 1985 Dec 17; 54(4):866-70

9. Attia J, Ray JG, Cook DJ, Douketis J, Ginsberg JS, Geerts WH.
Deep vein thrombosis and its prevention in critically ill adults.
Arch Intern Med.2001 May 28; 161(10):1268-79

10. Aujesky D.
Le pronostic de l'embolie pulmonaire : Est-ce important pour la prise en charge ?
Revue médicale suisse (avril 2004)

11. Baglin T, Luddington R, Brown K, Baglin C.
High risk of recurrent venous thromboembolism in men.
J Thromb Haemost. 2004 Dec; 2(12):2152-5

12. Baglin T, Palmer CR, Luddington R, Baglin C.
Unprovoked recurrent venous thrombosis: prediction by D-dimer and clinical risk factors.
J Thromb Haemost. 2008 Apr; 6(4):577-82.

13. Bahloul, Mabrouk MD; Chelly, Hedi MD; Ben Hmida, Mohamed MD; Ben Hamida, Chokri MD; Ksibi, Hichem MD; Kallel, Hatem MD; Chaari, Adel MD; Kassis, Mondher MD; Rekik, Noureddine MD; Bouaziz, Mounir MD .
Prognosis of Traumatic Head Injury in South Tunisia: A Multivariate Analysis of 437 Cases
Volume 57(2), August 2004, pp 255-261

14. BARRITT DW, JORDAN SC.
Anticoagulant drugs in the treatment of pulmonary embolism.
A controlled trial. Lancet. 1960 Jun 18; 1(7138):1309-12

15. Becker DM, Philbrick JT, Bachhuber TL, Humphries JE.
D-dimer testing and acute venous thromboembolism.
A shortcut to accurate diagnosis?Arch Intern Med. 1996 May 13;156(9):939-46

16. Belenkie I, Dani R, Smith ER, Tyberg JV.
Effects of volume loading during experimental acute pulmonary embolism.
Circulation 1989 ; 80 : 178-88.

17.Bergqvist D.
Prophylaxis of postoperative venous thromboembolism.
Surg Annu. 1987; 19:1-22. Review

18. Boldt J, Papsdorf M, Rothe A, Kumle B, Piper S.
Changes of the hemostatic network in critically ill patients--is there a difference between sepsis, trauma, and neurosurgery patients?
Crit Care Med. 2000 Feb; 28(2):445-50

19. Bombeli T, Karsan A, Tait JF, Harlan JM.
Apoptotic vascular endothelial cells become procoagulant.
Blood. 1997 Apr 1;89(7):2429-42.

20. Bouchama A, Curley W, Al-Dossary S, Elguindi A.
Refractory hypercapnia complicating massive pulmonary embolism.
Am Rev Respir Dis. 1988 Aug; 138(2):466-8.

21. Bounameaux H, Cirafici P, de Moerloose P, Schneider PA, Slosman D, Reber G, Unger PF.
Measurement of D-dimer in plasma as diagnostic aid in suspected pulmonary embolism.
Lancet. 1991 Jan 26; 337(8735):196-200.

22. Bounameaux H, de Moerloose P, Perrier A, Reber G.
Plasma measurement of D-dimer as diagnostic aid in suspected venous thromboembolism: an overview.
Thromb Haemost. 1994 Jan; 71(1):1-6.

23. Bounameaux H, Perrier A.
Duration of anticoagulation therapy for venous thromboembolism.
Hematology Am Soc Hematol Educ Program. 2008; 2008:252-8

24. Brach BB, Moser KM, Cedar L, Minteer M, Convery R.
Venous thrombosis in acute spinal cord paralysis.
J Trauma. 1977 Apr; 17(4):289-92

25. Brathwaite CE, Mure AJ, O'Malley KF, Spence RK, Ross SE.
Complications of anticoagulation for pulmonary embolism in low risk trauma patients.
Chest. 1993 Sep;104(3):718-20

26. Britt SL, Barker DE, Maxwell RA, Ciraulo DL, Richart CM, Burns RP.
The impact of pelvic and lower extremity fractures on the incidence of lower extremity deep vein thrombosis in high-risk trauma patients.
Winner of the Best Paper Award from the Gold Medal Forum.Am Surg. 2003 Jun;69(6):459-63; discussion 464

27. Büller HR, Agnelli G, Hull RD, Hyers TM, Prins MH, Raskob GE.
Antithrombotic therapy for venous thromboembolic disease: the Seventh ACCP Conference on Antithrombotic and Thrombolytic Therapy.
Chest. 2004 Sep;126(3 Suppl):401S-428S. Review.

28. Büller HR, Davidson BL, Decousus H, Gallus A, Gent M, Piovella F, Prins MH, Raskob G, Segers AE, Cariou R, Leeuwenkamp O, Lensing AW; Matisse Investigators. Fondaparinux or enoxaparin for the initial treatment of symptomatic deep venous thrombosis: a randomized trial.
Ann Intern Med. 2004 Jun 1;140(11):867-73.

29. Calvo-Romero JM, Pérez-Miranda M, Bureo-Dacal P,
Wheezing in patients with acute pulmonary embolism with and without previous cardiopulmonary disease.
Eur J Emerg Med. 2003 Dec;10(4):288-9.

30. Cardin T, Marinelli A.
Pulmonary embolism.
Crit Care Nurs Q. 2004 Oct-Dec; 27(4):310-22; quiz 323-4.
31. Casazza F, Bongarzoni A, Centonze F, Morpurgo M.
Prevalence and prognostic significance of right-sided cardiac mobile thrombi in acute massive pulmonary embolism.
Am J Cardiol. 1997 May 15; 79(10):1433-5.

32. Cecconi M, Johnston E, Rhodes A.
What role does the right side of the heart play in circulation?
Crit Care. 2006; 10 Suppl 3:S5. Review.

33. Chagnon I, Bounameaux H, Aujesky D, Roy PM, Gourdier AL, Cornuz J, Perneger T, Perrier A.
Comparison of two clinical prediction rules and implicit assessment among patients with suspected pulmonary embolism.
Am J Med. 2002 Sep;113(4):269-75.

34. Chartier L, Béra J, Delomez M, Asseman P, Beregi JP, Bauchart JJ, Warembourg H, Théry C.
Free-floating thrombi in the right heart: diagnosis, management, and prognostic indexes in 38 consecutive patients.
Circulation. 1999 Jun 1;99(21):2779-834.

35. Chernick V, Hodson WA, Greenfield LJ.
Effect of chronic pulmonary artery ligation on pulmonary mechanics and surfactant.
J Appl Physiol. 1966 Jul; 21(4):1315-20

36. Chopin C.
Le diagnostic de l'embolie pulmonaire lors de la décompensation respiratoire aigue des bronchopneumopathies chroniques,
In : SRLF, Ed, La maladie thromboembolique, Paris

37. Collins DN, Barnes CL, McCowan TC, Nelson CL, Carver DK, McAndrew MP, Ferris EJ.
Vena caval filter use in orthopaedic trauma patients with recognized preoperative venous thromboembolic disease.
J Orthop Trauma. 1992;6(2):135-8.

38. Comroe JH Jr.
The main functions of the pulmonary circulation.
Circulation. 1966 Jan;33(1):146-58.

39. Con férence de consensus (SRLF)
Prise en charge hémodynamique du sepsis grave (nouveau-né exclu) - 2005

40. Contractor S, Maldjian PD, Sharma VK, Gor DM.
Role of helical CT in detecting right ventricular dysfunction secondary to acute pulmonary embolism.
J Comput Assist Tomogr. 2002 Jul-Aug; 26(4):587-91
41. Coon WW, Willis PW 3rd, Symons MJ.
Assessment of anticoagulant treatment of venous thromboembolism.
Ann Surg. 1969 Oct;170(4):559-68.

42. Coon WW.
Risk factors in pulmonary embolism.
Surg Gynecol Obstet. 1976 Sep;143(3):385-90

43. Crowther MA, Cook DJ.
Preventing venous thromboembolism in critically ill patients.
Semin Thromb Hemost. 2008 Jul;34(5):469-74

44. Dalla-Volta S, Palla A, Santolicandro A, Giuntini C, Pengo V, Visioli O, Zonzin P, Zanuttini D, Barbaresi F, Agnelli G, et al.PAIMS 2:
alteplase combined with heparin versus heparin in the treatment of acute pulmonary embolism.
Plasminogen activator Italian multicenter study 2.J Am Coll Cardiol. 1992 Sep;20(3):520-6.

45. D'Alonzo GE, Dantzker DR.
Gas exchange alterations following pulmonary thromboembolism.
Clin Chest Med. 1984 Sep; 5(3):411-9

46. D'Angelo A,
Selhub J.Homocysteine and thrombotic disease.
Blood.1997 Jul 1;90(1):1-11. Review

47. Daniels LB, Parker JA, Patel SR, Grodstein F, Goldhaber SZ,
Relation of duration of symptoms with response to thrombolytic therapy in pulmonary embolism.
Am J Cardiol. 1997 Jul 15; 80(2):184-8

48. Dantzker DR, Wagner PD, Tornabene VW, Alazraki NP, West JB.
Gas exchange after pulmonary thromboemoblization in dogs.
Circ Res. 1978 Jan;42(1):92-103

49. Del Guercio LR, Cohn JD, Feins NR, Coomaraswamy RP, Mantle L.
Pulmonary embolism shock. Physiologic basis of a bedside screening test.
JAMA. 1966 May 30;196(9):751-6

50. DeNardo GL, Goodwin DA, Ravasini R, Dietrich PA.
The ventilatory lung scan in the diagnosis of pulmonary embolism.
N Engl J Med. 1970 Jun 11;282(24):1334-6.

51. DeVivo MJ, Krause JS, Lammertse DP.
Recent trends in mortality and causes of death among persons with spinal cord injury.
Arch Phys Med Rehabil. 1999 Nov; 80(11):1411-9.

52. Diamond T, Gray WJ, Chee CP, Fannin TF.
Subdural haematoma associated with long term oral anticoagulation.
Br J Neurosurg. 1988;2(3):351-5

53. Dickinson LD, Miller LD, Patel CP, Gupta SK.
Enoxaparin increases the incidence of postoperative intracranial hemorrhage when initiated preoperatively for deep venous thrombosis prophylaxis in patients with brain tumors.
Neurosurgery. 1998 Nov;43(5):1074-81.

54. Ducas J, Stitz M, Gu S, SchickU, Prewitt RM,
Pulmonary vascular pressure-flow characteristics, effect of dopamine before and after pulmonary embolism,
Am Rev Respir Dis 1992; 146;307-12

55. E. Ferrari, M. Baudouy, P. Cerboni, T. Tibi, A. Guigner, J. Leonetti, M. Bory, P. Morand, and on behalf of the French Multicentre Registry,
Clinical epidemiology of venous thromboembolic disease: Results of a French Multicentre Registry, Eur.
Heart J., April 1997; 18: 685 - 691.

56. Eftychiou V.
Clinical diagnosis and management of the patient with deep venous thromboembolism and acute pulmonary embolism.
Nurse Pract. 1996 Mar; 21(3):50-2, 58, 61-2,

57. Eichinger S, Weltermann A, Minar E, Stain M, Schönauer V, Schneider B, Kyrle PA.
Symptomatic pulmonary embolism and the risk of recurrent venous thromboembolism .
Arch Intern Med. 2004 Jan 12;164(1):92-6

58. Elliott CG, Goldhaber SZ, Visani L, DeRosa M.
Chest radiographs in acute pulmonary embolism. Results from the International Cooperative Pulmonary Embolism Registry.
Chest. 2000 Jul;118(1):33-8.

59. Elliott CG.
Pulmonary physiology during pulmonary embolism.
Chest. 1992 Apr;101(4 Suppl):163S-171S. Review.

60. Engelman DT, Gabram SG, Allen L, Ens GE, Jacobs LM.
Hypercoagulability following multiple trauma.
World J Surg. 1996 Jan;20(1):5-10.

61. Evarts CM, Feil EJ.
Prevention of thromboembolic disease after elective surgery of the hip.
J Bone Joint Surg Am. 1971 Oct;53(7):1271-80

62. Fedullo PF, Auger WR, Kerr KM, Rubin LJ.
Chronic thromboembolic pulmonary hypertension.
N Engl J Med. 2001 Nov 15;345(20):1465-72

63. Fedullo PF, Tapson VF.Clinical practice.
The evaluation of suspected pulmonary embolism.
N Engl J Med. 2003 Sep 25;349(13):1247-56. Review

64. Feihl F, Broccard AF.
Interactions between respiration and systemic hemodynamics.
Part I: basic concepts.Intensive Care Med. 2009 Jan;35(1):45-54.

65. Ferrari E, Imbert A, Chevalier T, Mihoubi A, Morand P, Baudouy M.
The ECG in pulmonary embolism. Predictive value of negative T waves in precordial leads-80 case reports.
Chest. 1997 Mar;111(3):537-43.

66. Fiessinger JN, Huisman MV, Davidson BL, Bounameaux H, Francis CW, Eriksson H, Lundström T, Berkowitz SD, Nyström P, Thorsén M, Ginsberg JS;
THRIVE Treatment Study Investigators.Ximelagatran vs low-molecular-weight heparin and warfarin for the treatment of deep vein thrombosis: a randomized trial.
JAMA. 2005 Feb 9; 293(6):681-9

67. Fisher CG, Blachut PA, Salvian AJ, Meek RN, O'Brien PJ,
Effectiveness of pneumatic leg compression devices for the prevention of thromboembolic disease in orthopaedic trauma patients: a prospective, randomized study of compression alone versus no prophylaxis.
J Orthop Trauma. 1995 Feb;9(1):1-7

68. Fedullo PF
Pulmonary embolism.
compr Ther. 1996 Oct;22(10):654-60. Review.

69. Fishmann AJ, Greeno RA, Brooks LR, Matta JM.
Prevention of deep vein thrombosis and pulmonary embolism in acetabular and pelvic fracture surgery.
Clin Orthop Relat Res. 1994 Aug;(305):133-7

70. Foti ME, Gurewich V.
Fibrin degradation products and impedance plethysmography. Measurements in the diagnosis of acute deep vein thrombosis.
Arch Intern Med. 1980 Jul;140(7):903-6.

71. Fujii Y, Takeuchi S, Sasaki O, Minakawa T, Koike T, Tanaka R.
Hemostasis in spontaneous subarachnoid hemorrhage.
Neurosurgery. 1995 Aug;37(2):226-34.

72. Fujii Y, Takeuchi S, Sasaki O, Minakawa T, Tanaka R.
Multivariate analysis of predictors of hematoma enlargement in spontaneous intracerebral hemorrhage.
Stroke. 1998 Jun;29(6):1160-6.

73. G. Meyer, C. Chopin, J. Remy, M. Slama,
Diagnostic de l'embolie pulmonaire sur poumon pathologique (insuffisance respiratoire chronique obstructive), sous respiration artificielle et chez le patient jugé intransportable, Réanimation, Volume 10, Issue 5, August 2001, Pages 478-483

74. Garg K, Welsh CH, Feyerabend AJ, Subber SW, Russ PD, Johnston RJ, Durham JD, Lynch DA.Garg K, Welsh CH, Feyerabend AJ, Subber SW, Russ PD, Johnston RJ, Durham JD, Lynch DA .
Pulmonary embolism: diagnosis with spiral CT and ventilation-perfusion scanning: correlation with pulmonary angiographic results or clinical outcome
Radiology. 1998 Jul;208(1):201-8.

75. Geerts WH.
Thromboembolism in trauma: the problem and its prevention.
Semin Thromb Hemost. 1996; 22 Suppl 2:19-24; discussion 29-30. Review.

76. Geerts WH, Code KI, Jay RM, Chen E, Szalai JP.
A prospective study of venous thromboembolism after major trauma.
N Engl J Med. 1994 Dec 15;331(24):1601-6

77. Geerts WH, Jay RM, Code KI, Chen E, Szalai JP, Saibil EA, Hamilton PA,
A comparison of low-dose heparin with low-molecular-weight heparin as prophylaxis against venous thromboembolism after major trauma.
N Engl J Med. 1996 Sep 5; 335(10):701-7.

78. Ghaye B, Szapiro D, Mastora I, Delannoy V, Duhamel A, Remy J, Remy-Jardin M.
Peripheral pulmonary arteries: how far in the lung does multi-detector row spiral CT allow analysis?
Radiology. 2001 Jun; 219(3):629-36.

79. Ghignone M, Girling L, Prewitt RM.
Volume expansion versus norepinephrine in treatment of a low cardiac output complicating
an acute increase in right ventricular afterload in dogs.
Anesthesiology. 1984 Feb;60(2):132-5.

80. Giannoudis PV.
Current concepts of the inflammatory response after major trauma: an update.
Injury. 2003 Jun; 34(6):397-404

81. Gibson NS, Sohne M, Buller HR,
Prognostic value of echocardiography and spiral computed tomography in patients with
pulmonary embolism.
Curr Opin Pulm Med. 2005 Sep;11(5):380-4. Review

82. Girard P, Musset D, Parent F, Maitre S, Phlippoteau C, Simonneau G.
High prevalence of detectable deep venous thrombosis in patients with acute pulmonary
embolism.
Chest. 1999 Oct;116(4):903-8.

83. Gnanalingham KK, Holland JP.
Attitudes to the use of prophylaxis for thrombo-embolism in neurosurgical patients.
J Clin Neurosci. 2003 Jul; 10(4):467-9.

84. Goldberg SK, Lipschutz JB, Fein AM, Lippmann ML.
Hypercapnia complicating massive pulmonary embolism,
Crit Care Med. 1984 Aug;12(8):686-8.

85. Goldhaber SZ, Haire WD, Feldstein ML, Miller M, Toltzis R, Smith JL, Taveira da Silva AM, Come PC, Lee RT, Parker JA.
Alteplase versus heparin in acute pulmonary embolism: randomised trial assessing right-
ventricular function and pulmonary perfusion.
Lancet. 1993 Feb 27;341(8844):507-11

86. Goldhaber SZ, Visani L, De Rosa M.
Acute pulmonary embolism: clinical outcomes in the International Cooperative Pulmonary
Embolism Registry (ICOPER),
Lancet. 1999 Apr 24;353(9162):1386-9.

87. Goldhaber SZ.
Pulmonary embolism.
N Engl J Med, july 9, 1998, vol 339, number 2

88. Goldhaber SZ.
Thrombolytic therapy for patients with pulmonary embolism who are hemodynamically
stable but have right ventricular dysfunction:
pro. Arch Intern Med. 2005 Oct 24;165(19):2197-9; discussion 2204-5.

89. Goodacre S, Sampson F, Thomas S, van Beek E, Sutton A.
Systematic review and meta-analysis of the diagnostic accuracy of ultrasonography for deep
vein thrombosis.
BMC Med Imaging. 2005 Oct 3;5:6

90. Goodman LR, Curtin JJ, Mewissen MW, Foley WD, Lipchik RJ, Crain MR, Sagar KB, Collier BD.
Detection of pulmonary embolism in patients with unresolved clinical and scintigraphic diagnosis: helical CT versus angiography.
AJR Am J Roentgenol. 1995 Jun;164(6):1369-74.

91. Gottschalk A, Sostman HD, Coleman RE, Juni JE, Thrall J, McKusick KA, Froelich JW, Alavi A.
Ventilation-perfusion scintigraphy in the PIOPED study. Part II. Evaluation of the scintigraphic criteria and interpretations.
J Nucl Med. 1993 Jul;34(7):1119-26.

92. Green D, Hartwig D, Chen D, Soltysik RC, Yarnold PR .
Spinal Cord Injury Risk Assessment for Thromboembolism (SPIRATE Study).
Am J Phys Med Rehabil. 2003 Dec;82(12):950-6.

93. Greenfield LJ, Michna BA.
Twelve-year clinical experience with the Greenfield vena caval filter.
Surgery. 1988 Oct;104(4):706-12.

94. Gruel,Y.
Thrombopénies et thromboses induites par l'héparine : Physiopathologie, diagnostic et traitement,
La Revue de Médecine Interne, Volume 25, Issue 1, January 2004, Pages 35-45

95. H. Ait-Oufella, E. Maury, B. Guidet, G. Offenstadt.
L'endothélium : un nouvel organe,
Réanimation, Volume 17, Issue 2, March 2008, Pages 126-136

96. Harenberg J.
Is laboratory monitoring of low-molecular-weight heparin therapy necessary? Yes.
J Thromb Haemost. 2004 Apr;2(4):547-50.

97. Harrison L, Johnston M, Massicotte MP, Crowther M, Moffat K, Hirsh J.
Comparison of 5-mg and 10-mg loading doses in initiation of warfarin therapy.
Ann Intern Med. 1997 Jan 15;126(2):133-6.

98. Havig O.
Deep vein thrombosis and pulmonary embolism. An autopsy study with multiple regression analysis of possible risk factors.
Acta Chir Scand Suppl. 1977;478:1-120.

99. HERMANN RE, DAVIS JH, HOLDEN WD.
Pulmonary embolism. A clinical and pathologic study with emphasis on the effect of prophylactic therapy with anticoagulants.
Am J Surg. 1961 Jul;102:19-28

100. Hernigou A, Paul JF, Grataloup C.
Diagnostic approach of pulmonary embolism by spiral angioscanner,
Rev Med Interne. 1997;18 Suppl 6:613s-619s

101. Herve P, Petitpretz P, Simonneau G, Salmeron S, Laine JF, Duroux P.
The mechanisms of abnormal gas exchange in acute massive pulmonary embolism.
Am Rev Respir Dis. 1983 Dec;128(6):1101-2

102. Hirsch LJ, Rooney MW, Wat SS, Kleinmann B, Mathru M.
Norepinephrine and phenylephrine effects on right ventricular function in experimental canine pulmonary embolism.
Chest. 1991 Sep;100(3):796-801.

103. ODGSON CH.
Pulmonary embolism and infraction.
Dis Chest. 1965 Jun;47:577-88.

104. Hollenberg SM, Kavinsky CJ, Parrillo JE,
Cardiogenic shock.
Ann Intern Med. 1999 Jul 6;131(1):47-59. Review.

105. Hopman MT, Nommensen E, van Asten WN, Oeseburg B, Binkhorst RA.
Properties of the venous vascular system in the lower extremities of individuals with paraplegia.
Paraplegia. 1994 Dec;32(12):810-6

106. Jacoby RC, Owings JT, Holmes J, Battistella FD, Gosselin RC, Paglieroni TG.
Platelet activation and function after trauma.
J Trauma. 2001 Oct;51(4):639-47

107. Jardin F, Dubourg O, Bourdarias JP,
Echocardiographic pattern of acute cor pulmonale.
Chest. 1997 Jan;111(1):209-17.

108. Jardin F, Genevray B, Brun-Ney D, Margairaz A.
Dobutamine: a hemodynamic evaluation in pulmonary embolism shock.
Crit Care Med. 1985 Dec;13(12):1009-12.

109. Jardin F,
Le ventricule droit dans l'embolie pulmonaire,
Réanimation, Volume 10, Issue 2, March 2001, Pages 225-231

110. Jerjes-Sanchez C, Ramírez-Rivera A, de Lourdes García M, Arriaga-Nava R, Valencia S, Rosado-Buzzo A, Pierzo JA, Rosas E.
Streptokinase and Heparin versus Heparin Alone in Massive Pulmonary Embolism: A Randomized Controlled Trial.
J Thromb Thrombolysis. 1995; 2(3):227-229

111. K. Asehnoune, A. Édouard,
Réponse inflammatoire et polytraumatisme : mise au point,
Réanimation, Volume 15, Issues 7-8, December 2006, Pages 568-575

112. Kadyan V, Clinchot DM, Colachis SC.
Cost-effectiveness of duplex ultrasound surveillance in spinal cord injury,
Am J Phys Med Rehabil. 2004 Mar;83(3):191-7

113. Kadyan V, Clinchot DM, Mitchell GL, Colachis SC.
Surveillance with duplex ultrasound in traumatic spinal cord injury on initial admission to rehabilitation.
J Spinal Cord Med. 2003 Fall;26(3):231-5.

114. Kasper W, Konstantinides S, Geibel A, Olschewski M, Heinrich F, Grosser KD, Rauber K, Iversen S, Redecker M, Kienast J.
Management strategies and determinants of outcome in acute major pulmonary embolism: results of a multicenter registry.
J Am Coll Cardiol. 1997 Nov 1;30(5):1165-71.

115. Kasper W, Konstantinides S, Geibel A, Tiede N, Krause T, Just H.
Prognostic significance of right ventricular afterload stress detected by echocardiography in patients with clinically suspected pulmonary embolism.
Heart. 1997 Apr;77(4):346-9

116. Kaufman HH, Satterwhite T, McConnell BJ, Costin B, Borit A, Gould L, Pruessner J, Bernstein D, Gildenberg PL.
Deep vein thrombosis and pulmonary embolism in head injured patients,
Angiology. 1983 Oct;34(10):627-38,

117. Kearon C, Ginsberg JS, Hirsh J.
The role of venous ultrasonography in the diagnosis of suspected deep venous thrombosis and pulmonary embolism.
Ann Intern Med. 1998 Dec 15;129(12):1044-9. Review.

118. Kelton JG, Smith JW, Warkentin TE, Hayward CP, Denomme GA, Horsewood P.
Immunoglobulin G from patients with heparin-induced thrombocytopenia binds to a complex of heparin and platelet factor 4.
Blood. 1994 Jun 1;83(11):3232-9

119. Kim KS, Brophy GM.
Symptomatic Venous Thromboembolism: Incidence and Risk Factors in Patients with Spontaneous or Traumatic Intracranial Hemorrhage.
Neurocrit Care. 2009 Feb 24.

120. Knudson MM, Collins JA, Goodman SB, McCrory DW,
Thromboembolism following multiple trauma.
J Trauma. 1992 Jan;32(1):2-11

121. Knudson MM, Ikossi DG, Khaw L, Morabito D, Speetzen LS.
Thromboembolism after trauma: an analysis of 1602 episodes from the American College of Surgeons National Trauma Data Bank.
Ann Surg. 2004 Sep;240(3):490-6; discussion 496-8

122. Knudson MM, Ikossi DG.
Venous thromboembolism after trauma.
Curr Opin Crit Care. 2004 Dec;10(6):539-48

123. Knudson MM, Lewis FR, Clinton A, Atkinson K, Megerman J.
Prevention of venous thromboembolism in trauma patients.
J Trauma. 1994 Sep;37(3):480-7

124. Knudson MM, Lewis FR, Clinton A, Atkinson K, Megerman J.
Prevention of venous thromboembolism in trauma patients: preliminary results.
Am J Orthop 1993 Nov 1991, 34(4):234-241.

125. Knudson MM, Morabito D, Paiement GD, Shackleford S.
Use of low molecular weight heparin in preventing thromboembolism in trauma patients.
J Trauma. 1996 Sep; 41(3):446-59.

126. Kokturk N, Demir N, Oguzulgen IK, Demirel K, Ekim N.
Fever in pulmonary embolism.
Blood Coagul Fibrinolysis. 2005 Jul;16(5):341-7.

127. Konstantinides S, Geibel A, Heusel G, Heinrich F, Kasper W.
Management Strategies and Prognosis of Pulmonary Embolism-3 Trial
Investigators.Heparin plus alteplase compared with heparin alone in patients with
submassive pulmonary embolism.   N Engl J Med. 2002 Oct 10;347(15):1143-50

128. Konstantinides S.Clinical practice.
Acute pulmonary embolism.
N Engl J Med. 2008 Dec 25;359(26):2804-13. Review.

129. Konstantinides SV.
Acute pulmonary embolism revisited.
Postgrad Med J. 2008 Dec;84(998):651-8.

130. Kucher N, Goldhaber SZ.
Management of massive pulmonary embolism,
Circulation. 2005 Jul 12;112(2):e28-32. Review.

131. Kucher N, Rossi E, De Rosa M, Goldhaber SZ.
Prognostic role of echocardiography among patients with acute pulmonary embolism and a
systolic arterial pressure of 90 mm Hg or higher.
Arch Intern Med. 2005 Aug 8-22; 165(15):1777-81

132. Landefeld CS, Beyth RJ.
Anticoagulant-related bleeding: clinical epidemiology, prediction, and prevention.
Am J Med. 1993 Sep;95(3):315-28

133. Le Gal G, Righini M, Roy PM, Sanchez O, Aujesky D, Bounameaux H, Perrier A.
Prediction of pulmonary embolism in the emergency department: the revised Geneva score.
Ann Intern Med. 2006 Feb 7;144(3):165-71.

134. Le Gal G, Testuz A, Righini M, Bounameaux H, Perrier A.
Reproduction of chest pain by palpation: diagnostic accuracy in suspected pulmonary
embolism.
BMJ. 2005 Feb 26;330(7489):452-3.

135. Le Gall J. R. Lemeshow S. Saulnier F.
A new Simplified Acute Physiology Score (SAPS II) based on a European/North American
multicenter study,
JAMA, Dec 1993; 270: 2957 - 2963.

136. Leacche M, Unic D, Goldhaber SZ, Rawn JD, Aranki SF, Couper GS, Mihaljevic T, Rizzo RJ, Cohn LH, Aklog L, Byrne JG.
Modern surgical treatment of massive pulmonary embolism: results in 47 consecutive patients after rapid diagnosis and aggressive surgical approach.
J Thorac Cardiovasc Surg. 2005 May;129(5):1018-23.

137. Levine MN, Hirsh J, Gent M, Turpie AG, Cruickshank M, Weitz J, Anderson D, Johnson M.
A randomized trial comparing activated thromboplastin time with heparin assay in patients with acute venous thromboembolism requiring large daily doses of heparin.
Arch Intern Med. 1994 Jan 10;154(1):49-56.

138. Levy SE, Simmons DH.
Redistribution of alveolar ventilation following pulmonary thromboembolism in the dog.
J Appl Physiol. 1974 Jan;36(1):60-8

139. Levy SE, Stein M, Totten RS, Bruderman I, Wessler S, Robin ED.
Ventilation-perfusion abnormalities in experimental pulmonary embolism.
J Clin Invest. 1965 Oct;44(10):1699-707

140. Love WS, Brugler GW, Wilslow N .
Electrocardiographic studies in clinical and experimental pulmonary embolism.
Ann intern Med 1938 ; 11: 2109-2123.

141. Lucet J,C
Quelle surveillance des infections nosocomiales en réanimation ?
Réanimation, Volume 17, Issue 3, May 2008, Pages 267-274

142. Manier G, Castaing Y, Guenard H.
Determinants of hypoxemia during the acute phase of pulmonary embolism in humans. Am Rev Respir Dis. 1985 Aug;132(2):332-8

143. Marik PE, Plante LA.
Venous thromboembolic disease and pregnancy.
N Engl J Med. 2008 Nov 6;359(19):2025-33.

144. McCartney JS .
pulmonary embolism following trauma,
Am J Pathol 1934,10:709

145. McDonald IG, Hirsh J, Hale GS, O'Sullivan EF.
Major pulmonary embolism, a correlation of clinical findings, haemodynamics, pulmonary angiography, and pathological physiology.
Br Heart J. 1972 Apr;34(4):356-64.

146. McIntyre KM, Sasahara AA.
The hemodynamic response to pulmonary embolism in patients without prior cardiopulmonary disease.
Am J Cardiol. 1971 Sep;28(3):288-94.

147. McNeil BJ, Holman BL, Adelstein SJ.
The scintigraphic definition of pulmonary embolism.
JAMA. 1974 Feb 18;227(7):753-6

148. Mebazaa A, Karpati P, Renaud E, Algotsson L.
Acute right ventricular failure--from pathophysiology to new treatments.
Intensive Care Med. 2004 Feb;30(2):185-96. Epub 2003 Nov 15

149. Meissner MH, Chandler WL, Elliott JS.
Venous thromboembolism in trauma: a local manifestation of systemic hypercoagulability?
J Trauma. 2003 Feb;54(2):224-31

150. Meissner MH, Wakefield TW, Ascher E, Caprini JA, Comerota AJ, Eklof B, Gillespie DL, Greenfield LJ, He AR, Henke PK, Hingorani A, Hull RD, Kessler CM, McBane RD, McLafferty R.
Acute venous disease: venous thrombosis and venous trauma.
J Vasc Surg. 2007 Dec;46 Suppl S:25S-53S.

151. Meldon SW, Reilly M, Drew BL, Mancuso C, Fallon W Jr.
Trauma in the very elderly: a community-based study of outcomes at trauma and nontrauma centers.
J Trauma. 2002;52:79–84

152. Menaker J, Stein DM, Scalea TM.
Incidence of early pulmonary embolism after injury.
J Trauma. 2007 Sep;63(3):620-4

153. Mendelsohn ME, O'Neill S, George D, Loscalzo J.
Inhibition of fibrinogen binding to human platelets by S-nitroso-N-acetylcysteine.
J Biol Chem. 1990 Nov 5;265(31):19028-34.

154. Mercat A, Diehl JL, Meyer G, Teboul JL, Sors H.
Hemodynamic effects of fluid loading in acute massive pulmonary embolism.
Crit Care Med. 1999 Mar;27(3):540-4.

155. Meyer G, SanchezO,
Quelles indications pour la fibrinolyse dans l'embolie pulmonaire ?
Réanimation, Volume 14, Issue 3, May 2005, Pages 196-202

156. Meyer G, Sors H, Charbonnier B, Kasper W, Bassand JP, Kerr IH, Lesaffre E, Vanhove P, Verstraete M.
Effects of intravenous urokinase versus alteplase on total pulmonary resistance in acute massive pulmonary embolism: a European multicenter double-blind trial. The European Cooperative Study Group for Pulmonary Embolism.
J Am Coll Cardiol. 1992 Feb;19(2):239-45

157. Michael B. Streiff, Jodi B. Segal, Leonardo J. Tamariz, Mollie W. Jenckes, Dennis T. Bolger, John Eng, Jerry A. Krishnan, Eric B. Bass,
Duration of vitamin K antagonist therapy for venous thromboembolism:
A systematic review of the literature,Volume 81, Issue 9, Date: September 2006, Pages: 684-691

158. Milbrink J, Bergqvist D.
The incidence of symptomatic venous thromboembolic events in orthopaedic surgery when using routine thromboprophylaxis.
Vasa. 2008 Nov;37(4):353-7

159. Miller GA, Sutton GC.
Acute massive pulmonary embolism. Clinical and haemodynamic findings in 23 patients
studied by cardiac catheterization and pulmonary arteriography.
Br Heart J. 1970 Jul;32(4):518-23

160. Miller GA.
The diagnosis and management of pulmonary embolism.
Adv Exp Med Biol. 1984;164:335-7

**161.Miniati M, Pistolesi M, Marini C, Di Ricco G, Formichi B, Prediletto R, Allescia G,
Tonelli L, Sostman HD, Giuntini C.**
Value of perfusion lung scan in the diagnosis of pulmonary embolism: results of the
Prospective Investigative Study of Acute Pulmonary Embolism Diagnosis (PISA-PED).
Am J Respir Crit Care Med. 1996 Nov;154(5):1387-93.

**162.Miniati M, Prediletto R, Formichi B, Marini C, Di Ricco G, Tonelli L, Allescia G,
Pistolesi M.**
Accuracy of clinical assessment in the diagnosis of pulmonary embolism.
Am J Respir Crit Care Med. 1999 Mar;159(3):864-71

163. Miniati M, Sostman HD, Gottschalk A, Monti S, Pistolesi M,
Perfusion lung scintigraphy for the diagnosis of pulmonary embolism : A reappraisal and
review of the prospective investigative study of acute pulmonary embolism diagnosis
methods,
Semin Nucl Med 38 : 450 – 461

164. Molloy WD, Lee KY, Girling L, Schick U, Prewitt RM.
Treatment of shock in a canine model of pulmonary embolism.
Am Rev Respir Dis. 1984 Nov;130(5):870-4.

165. Montgomery KD, Geerts WH, Potter HG, Helfet DL.
Thromboembolic complications in patients with pelvic trauma.
Clin Orthop Relat Res. 1996 Aug;(329):68-87

166. Morgenthaler TI, Ryu JH.
Clinical characteristics of fatal pulmonary embolism in a referral hospital.
Mayo Clin Proc. 1995 May;70(5):417-24.

**167. Morris T, Yi ES, Kim H, Ahn H, Strother J, , Masliah E, Hansen LA, Park K,
Friedman PJ.**
Distribution of obstructive intimal lesions and their cellular phenotypes in chronic
pulmonary hypertension. A morphometric and immunohistochemical study.
Am J Respir Crit Care Med. 2000 Oct;162(4 Pt 1):1577-86

168. Moser KM, Auger WR, Fedullo PF.
Chronic major-vessel thromboembolic pulmonary hypertension.
Circulation. 1990 Jun;81(6):1735-43

**169. Murakami M, McDill TL, Cindrick-Pounds L, Loran DB, Woodside KJ, Mileski
WJ, Hunter GC, Killewich LA.**
Deep venous thrombosis prophylaxis in trauma: improved compliance with a novel
miniaturized pneumatic compression device.
J Vasc Surg. 2003 Nov;38(5):923-7

170. Murray HW, Ellis GC, Blumenthal DS, Sos TA.
Fever and pulmonary thromboembolism.
Am J Med. 1979 Aug;67(2):232-5

171. Musset D, Parent F, Meyer G, Maître S, Girard P, Leroyer C, Revel MP, Carette MF, Laurent M, Charbonnier B, Laurent F, Mal H, Nonent M, Lancar R, Grenier P, Simonneau G;
Evaluation du Scanner Spiralé dans l'Embolie Pulmonaire study group,Diagnostic strategy for patients with suspected pulmonary embolism: a prospective multicentre outcome study.
Lancet. 2002 Dec 14;360(9349):1914-20.

172. Myllynen P, Kammonen M, Rokkanen P, Böstman O, Lalla M, Laasonen E. Deep venous thrombosis and pulmonary embolism in patients with acute spinal cord injury: a comparison with nonparalyzed patients immobilized due to spinal fractures. J Trauma. 1985 Jun; 25(6):541-3.

173. Nawroth PP, Handley DA, Esmon CT, Stern DM.
Interleukin 1 induces endothelial cell procoagulant while suppressing cell-surface anticoagulant activity.
Proc Natl Acad Sci U S A. 1986 May;83(10):3460-4

174. Nordström M, Lindblad B, Anderson H, Bergqvist D, Kjellström T.
Deep venous thrombosis and occult malignancy: an epidemiological study.
BMJ. 1994 Apr 2; 308(6933):891-4.

175. Norwood SH, Berne JD, Rowe SA, Villarreal DH, Ledlie JT.
Early venous thromboembolism prophylaxis with enoxaparin in patients with blunt traumatic brain injury.
J Trauma. 2008 Nov; 65(5):1021-6; discussion 1026-7.

176. Nunn CR, Neuzil D, Naslund T, Bass JG, Jenkins JM, Pierce R, Morris JA Jr.
Cost-effective method for bedside insertion of vena caval filters in trauma patients. J Trauma. 1997 Nov;43(5):752-8

177. Nurmohamed MT, van Riel AM, Henkens CM, Koopman MM, Que GT, d'Azemar P, Büller HR, ten Cate JW, Hoek JA, van der Meer J, van der Heul C, Turpie AG, Haley S, Sicurella A, Gent M.
Low molecular weight heparin and compression stockings in the prevention of venous thromboembolism in neurosurgery,
Thromb Haemost. 1996 Feb;75(2):233-8.

178. Orta DA, Tucker NH 3rd, Green LE, Yergin BM, Olsen GN.
Severe hypoxemia secondary to pulmonary embolization treated successfully with the use of a CPAP (continuous positive airway pressure) mask.
Chest. 1978 Nov;74(5):588-90

179. Oser RF, Zuckerman DA, Gutierrez FR, Brink JA.
Anatomic distribution of pulmonary emboli at pulmonary angiography: implications for cross-sectional imaging.
Radiology. 1996 Apr;199(1):31-5.

180. Owings JT, Gosselin RC, Anderson JT, Battistella FD, Bagley M, Larkin EC.
Practical utility of the D-dimer assay for excluding thromboembolism in severely injured trauma patients.
J Trauma. 2001 Sep;51(3):425-9,

181. Owings JT, Gosselin RC, Anderson JT, Battistella FD, Bagley M, Larkin EC.
Practical utility of the D-dimer assay for excluding thromboembolism in severely injured trauma patients.
J Trauma. 2001 Sep;51(3):425-9.

182. Owings JT, Kraut E, Battistella F, Cornelius JT, O'Malley R.
Timing of the occurrence of pulmonary embolism in trauma patients.
Arch Surg. 1997 Aug;132(8):862-6; discussion 866-7

183. Ozier Y, Dubourg O, Farcot JC, Bazin M, Jardin F, Margairaz A.
Circulatory failure in acute pulmonary embolism.
Intensive Care Med. 1984;10(2):91-7

184. Packer M, Leier CV.
Survival in congestive heart failure during treatment with drugs with positive inotropic actions.
Circulation. 1987 May;75(5 Pt 2):IV55-63. Review.

185. Page RB, Spott MA, Krishnamurthy S, Taleghani C, Chinchilli VM.
Head injury and pulmonary embolism: a retrospective report based on the Pennsylvania Trauma Outcomes study.
Neurosurgery. 2004 Jan;54(1):143-8; discussion 148-9

186. Palareti G, Cosmi B, Legnani C, Tosetto A, Brusi C, Iorio A, Pengo V, Ghirarduzzi A, Pattacini C, Testa S, Lensing AW, Tripodi A; PROLONG Investigators, D-dimer testing to determine the duration of anticoagulation therapy,
N Engl J Med. 2006 Oct 26;355(17):1780-9.

187. Pengo V, Lensing AW, Prins MH, Marchiori A, Davidson BL, Tiozzo F, Albanese P, Biasiolo A, Pegoraro C, Iliceto S, Prandoni P;
Thromboembolic Pulmonary Hypertension Study Group.Incidence of chronic thromboembolic pulmonary hypertension after pulmonary embolism.
N Engl J Med. 2004 May 27;350(22):2257-64

188. Perrier A, Bounameaux H, Morabia A, de Moerloose P, Slosman D, Unger PF, Junod A.
Contribution of D-dimer plasma measurement and lower-limb venous ultrasound to the diagnosis of pulmonary embolism: a decision analysis model.
Am Heart J. 1994 Mar; 127(3):624-35.

189. Perrier A, Desmarais S, Goehring C, de Moerloose P, Morabia A, Unger PF, Slosman D, Junod A, Bounameaux H.
D-dimer testing for suspected pulmonary embolism in outpatients.
Am J Respir Crit Care Med. 1997 Aug; 156(2 Pt 1):492-6

190. Perrier A, Howarth N, Didier D, Loubeyre P, Unger PF, de Moerloose P, Slosman D, Junod A, Bounameaux H.
Performance of helical computed tomography in unselected outpatients with suspected pulmonary embolism.
Ann Intern Med. 2001 Jul 17; 135(2):88-97.

191. Picolet H, Leizorovicz A, Revel D, Chirossel P, Amiel M, Boissel JP.
Reliability of phlebography in the assessment of venous thrombosis in a clinical trial.
Haemostasis. 1990; 20(6):362-7.

192. PIOPED INVESTIGATORS,
Value of the ventilation/perfusion scan in acute pulmonary embolism. Results of the prospective investigation of pulmonary embolism diagnosis (PIOPED),
JAMA. 1990 May 23-30;263(20):2753-9.

193. Polunovsky VA, Wendt CH, Ingbar DH, Peterson MS, Bitterman PB.
Induction of endothelial cell apoptosis by TNF alpha: modulation by inhibitors of protein synthesis.Exp Cell Res. 1994 Oct; 214(2):584-94

194. Prevention of thromboembolism in spinal cord injury.
Consortium for Spinal Cord Medicine.
J Spinal Cord Med. 1997 Jul; 20(3):259-83

195. Quinn DA, Fogel RB, Smith CD, Laposata M, Taylor Thompson B, Johnson SM, Waltman AC, Hales CA.
D-dimers in the diagnosis of pulmonary embolism.
Am J Respir Crit Care Med. 1999 May;159(5 Pt 1):1445-9.

196. Quiroz R, Kucher N, Schoepf UJ, Kipfmueller F, Solomon SD, Costello P, Goldhaber SZ.
Right ventricular enlargement on chest computed tomography: prognostic role in acute pulmonary embolism.
Circulation. 2004 May 25; 109(20):2401-4.

197. Rajajee V, Brown DM, Tuhrim S.
Coagulation abnormalities following primary intracerebral hemorrhage,
J Stroke Cerebrovasc Dis. 2004 Mar-Apr;13(2):47-51.

198. Rodger M, Makropoulos D, Turek M, Quevillon J, Raymond F, Rasuli P, Wells PS.
Diagnostic value of the electrocardiogram in suspected pulmonary embolism,
Am J Cardiol. 2000 Oct 1;86(7):807-9, A10

199. Rogers FB, Cipolle MD, Velmahos G, Rozycki G, Luchette FA.
Practice management guidelines for the prevention of venous thromboembolism in trauma patients: the EAST practice management guidelines work group.
J Trauma. 2002 Jul;53(1):142-64

200. Rosendaal FR, Koster T, Vandenbroucke JP, Reitsma PH,
High risk of thrombosis in patients homozygous for factor V Leiden (activated protein C resistance),
Blood. 1995 Mar 15; 85(6):1504-8.

201. Sandler DA, Martin JF.
Autopsy proven pulmonary embolism in hospital patients: are we detecting enough deep vein thrombosis? J R Soc Med. 1989 Apr;82(4):203-5

202. Sandler DA, Mitchell JR. How do we know who has had deep vein thrombosis?
Postgrad Med J. 1989 Jan;65(759):16-9.

203. Schoepf UJ, Costello P.
CT angiography for diagnosis of pulmonary embolism: state of the art.
Radiology. 2004 Feb;230(2):329-37. Review.

204. Schoepf UJ, Goldhaber SZ, Costello P. Spiral computed tomography for acute pulmonary embolism.Circulation. 2004 May 11;109(18):2160-7. Review.

205. Schultz DJ, Brasel KJ, Washington L, Goodman LR, Quickel RR, Lipchik RJ, Clever T, Weigelt J.
Incidence of asymptomatic pulmonary embolism in moderately to severely injured trauma patients. J Trauma. 2004 Apr;56(4):727-31; discussion 731-3

206. Scott PJ.
Anticoagulant drugs in the elderly: the risks usually outweight the benefits.
BMJ. 1988 Nov 12;297(6658):1261, 1263. Review

207. Secker-Walker RH, Siegel BA.
The use of nuclear medicine in the diagnosis of lung disease.
Radiol Clin North Am. 1973 Apr;11(1):215-41.

208. Selby R, Geerts W, Ofosu FA, Craven S, Dewar L, Phillips A, Szalai JP.
Hypercoagulability after trauma: Hemostatic changes and relationship to venous thromboembolism.
Thromb Res. 2008 Nov 28

209. Selim M Arcasoy and John W Krein,
thromblytic therapy of pulmonary embolism,
Chest June 1999 115:1695-1707

210. Sevitt S, Gallagher N.
Venous thrombosis and pulmonary embolism. A clinico-pathological study in injured and burned patients.
Br J Surg. 1961 Mar;48:475-89

211. Sevitt S.
Thrombosis and embolism after injury.
J Clin Pathol Suppl (R Coll Pathol). 1970; 4:86-101.

212. Shackford SR, Davis JW, Hollingsworth-Fridlund P, Brewer NS, Hoyt DB, Mackersie RC,
Venous thromboembolism in patients with major trauma.
Am J Surg. 1990 Apr;159(4):365-9.

213. Sharma GV, McIntyre KM.
Pulmonary embolism.
Cardiol Clin. 1984 May;2(2):269-74.

214. Silverstein MD, Heit JA, Mohr DN, Petterson TM, O'Fallon WM, Melton LJ 3rd.
Trends in the incidence of deep vein thrombosis and pulmonary embolism: a 25-year
population-based study.
Arch Intern Med. 1998 Mar 23;158(6):585-93

**215. Sing RF, Camp SM, Heniford BT, Rutherford EJ, Dix S, Reilly PM, Holmes JH,
Haut E, Hayanga A.**
Timing of pulmonary emboli after trauma: implications for retrievable vena cava filters.
J Trauma. 2006 Apr;60(4):732-4; discussion 734-5.

216. Sostman HD, Coleman RE, DeLong DM, Newman GE, Paine S.
Evaluation of revised criteria for ventilation-perfusion scintigraphy in patients with
suspected pulmonary embolism.
Radiology. 1994 Oct;193(1):103-7.

217. Spencer FA, Gore JM, Lessard D, Douketis JD, Emery C, Goldberg RJ.
Patient outcomes after deep vein thrombosis and pulmonary embolism: the Worcester
Venous Thromboembolism Study.
Arch Intern Med. 2008 Feb 25;168(4):425-30

218. Sreeram N, Cheriex EC, Smeets JL, Gorgels AP, Wellens HJ.
Value of the 12-lead electrocardiogram at hospital admission in the diagnosis of pulmonary
embolism.
Am J Cardiol. 1994 Feb 1;73(4):298-303

219. Stamler JS, Singel DJ, Loscalzo J.
Biochemistry of nitric oxide and its redox-activated forms.
Science. 1992 Dec 18;258(5090):1898-902

220. Stefanec T.
Endothelial apoptosis: could it have a role in the pathogenesis and treatment of disease?
Chest. 2000 Mar;117(3):841-54.

221. Stein PD, Afzal A, Henry JW, Villareal CG.
Fever in acute pulmonary embolism.
Chest. 2000 Jan;117(1):39-42.

**222. Stein PD, Athanasoulis C, Alavi A, Greenspan RH, Hales CA, Saltzman HA,
Vreim CE, Terrin ML, Weg JG.**
Complications and validity of pulmonary angiography in acute pulmonary embolism.
Circulation. 1992 Feb;85(2):462-8

**223. Stein PD, Beemath A, Matta F, Weg JG, Yusen RD, Hales CA, Hull RD, Leeper
KV Jr, Sostman HD, Tapson VF, Buckley JD, Gottschalk A, Goodman LR, Wakefied
TW, Woodard PK.**
Clinical characteristics of patients with acute pulmonary embolism: data from PIOPED II.
Am J Med. 2007 Oct;120(10):871-9.

224. Stein PD, Dalen JE, McIntyre KM, Sasahara AA, Wenger NK, Willis PW 3rd.
The electrocardiogram in acute pulmonary embolism.
Prog Cardiovasc Dis. 1975 Jan-Feb;17(4):247-57.

225. Stein PD, Henry JW.
Clinical characteristics of patients with acute pulmonary embolism stratified according to their presenting syndromes.
Chest. 1997 Oct;112(4):974-9.

226. Stein PD, Patel KC, Kalra NK, Petrina M, Savarapu P, Furlong JW Jr, Steele RD Jr, Check FE.
Estimated incidence of acute pulmonary embolism in a community/teaching general hospital.
Chest. 2002 Mar;121(3):802-5

227. Stein PD, Terrin ML, Hales CA, Palevsky HI, Saltzman HA, Thompson BT, Weg JG.
Clinical, laboratory, roentgenographic, and electrocardiographic findings in patients with acute pulmonary embolism and no pre-existing cardiac or pulmonary disease.
Chest. 1991 Sep;100(3):598-603.

228. Stewart GJ.
Neutrophils and deep venous thrombosis.
Haemostasis. 1993 Mar;23 Suppl 1:127-40. Review.

229. Takahashi H, Urano T, Nagai N, Takada Y, Takada A.
Progressive expansion of hypertensive intracerebral hemorrhage by coagulopathy.
Am J Hematol. 1998 Oct;59(2):110-4.

230. Tapson VF.
Acute pulmonary embolism.
N Engl J Med. 2008 Mar 6;358(10):1037-52

231. Taylor RR, Covell JW, Sonnenblick EH, Ross J Jr.
Dependence of ventricular distensibility on filling of the opposite ventricle.
Am J Physiol. 1967 Sep;213(3):711-8.

232. ten Wolde M, Söhne M, Quak E, Mac Gillavry MR, Büller HR.
Prognostic value of echocardiographically assessed right ventricular dysfunction in patients with pulmonary embolism.
Arch Intern Med. 2004 Aug 9-23;164(15):1685-9

233. Thomas D.
Venous thrombogenesis.
Br Med Bull. 1994 Oct;50(4):803-12. Review.

234. Timothy A, Morris and heather Follett,
New modalities for the diagnosis of deep venous thrombosis and pulmonary embolism.
Clinical pulmonary medicine Volume 12, Number 6, November 2005

235. Touho H, Hirakawa K, Hino A, Karasawa J, Ohno Y.
Relationship between abnormalities of coagulation and fibrinolysis and postoperative intracranial hemorrhage in head injury.
Neurosurgery. 1986 Oct;19(4):523-31.

236. Tuttle-Newhall JE, Rutledge R, Hultman CS, Fakhry SM.
Statewide, population-based, time-series analysis of the frequency and outcome of pulmonary embolus in 318,554 trauma patients.
J Trauma. 1997 Jan;42(1):90-9.

237. Uerger PM, Peoples JB, Lemmon GW, McCarthy MC.
Risk of pulmonary emboli in patients with pelvic fractures.
Am Surg. 1993 Aug;59(8):505-8.

238. Ukkonen H, Saraste M, Akkila J, Knuuti J, Karanko M, Iida H, Lehikoinen P, Någren K, Lehtonen L, Voipio-Pulkki LM.
Myocardial efficiency during levosimendan infusion in congestive heart failure.
Clin Pharmacol Ther. 2000 Nov;68(5):522-31.

239. van Rossum AB, Pattynama PM, Mallens WM, Hermans J, Heijerman HG.
Can helical CT replace scintigraphy in the diagnostic process in suspected pulmonary embolism? A retrolective-prolective cohort study focusing on total diagnostic yield.Eur Radiol. 1998;8(1):90-6

240. van Strijen MJ, de Monyé W, Schiereck J, Kieft GJ, Prins MH, Huisman MV, Pattynama PM;
Advances in New Technologies Evaluating the Localisation of Pulmonary Embolism Study Group.Single-detector helical computed tomography as the primary diagnostic test in suspected pulmonary embolism: a multicenter clinical management study of 510 patients.
Ann Intern Med. 2003 Feb 18;138(4):307-14

241. Velamhos GC, Vassiliu P, Wilcox A et al,
Spiral computed tomography for the diagnosis of pulmonary embolism in crtically ill surgical patients : a comparison with pulmonary angiography,
Arch surg, 2001; 136:505-511

242. Wan S, Quinlan DJ, Agnelli G, Eikelboom JW.
Thrombolysis compared with heparin for the initial treatment of pulmonary embolism: a meta-analysis of the randomized controlled trials.
Circulation. 2004 Aug 10;110(6):744-9.

243. Waring WP, Karunas RS.
Acute spinal cord injuries and the incidence of clinically occurring thromboembolic disease.
Paraplegia. 1991 Jan;29(1):8-16

244. Warkentin TE, Chong BH, Greinacher A.
Heparin-induced thrombocytopenia: towards consensus.
Thromb Haemost. 1998 Jan;79(1):1-7

245. Warkentin TE, Kelton JG.
A 14-year study of heparin-induced thrombocytopenia.
Am J Med. 1996 Nov;101(5):502-7

246. Wells PS, Anderson DR, Rodger M, Ginsberg JS, Kearon C, Gent M, Turpie AG, Bormanis J, Weitz J, Chamberlain M, Bowie D, Barnes D, Hirsh J.
Derivation of a simple clinical model to categorize patients probability of pulmonary embolism: increasing the models utility with the SimpliRED D-dimer.
Thromb Haemost. 2000 Mar;83(3):416-20

247. Whitaker AN, Rowe EA, Masci PP, Gaffney PJ.
Identification of D dimer-E complex in disseminated intravascular coagulation.
Thromb Res. 1980 May 1-15;18(3-4):453-9.

248. White RH, Goulet JA, Bray TJ, Daschbach MM, McGahan JP, Hartling RP.
Deep-vein thrombosis after fracture of the pelvis: assessment with serial duplex-ultrasound screening.
J Bone Joint Surg Am. 1990 Apr;72(4):495-500.

249. Wicki J, Perneger TV, Junod AF, Bounameaux H, Perrier A.
Assessing clinical probability of pulmonary embolism in the emergency ward: a simple score. Arch Intern Med. 2001 Jan 8;161(1):92-7.

250. Wiel E, Pu Q, Corseaux D, Robin E, Bordet R, Lund N, Jude B, Vallet B.
Effect of L-arginine on endothelial injury and hemostasis in rabbit endotoxin shock.
J Appl Physiol. 2000 Nov;89(5):1811-8.

251. Wiel E, Pu Q, Leclerc J, Corseaux D, Bordet R, Lund N, Jude B, Vallet B.
Effects of the angiotensin-converting enzyme inhibitor perindopril on endothelial injury and hemostasis in rabbit endotoxic shock.
Intensive Care Med. 2004 Aug;30(8):1652-9

252. Williams JW, Eikman EA, Greenberg S.
Asymptomatic pulmonary embolism. A common event in high risk patients.
Ann Surg. 1982 Mar;195(3):323-7

253. Wilson JE 3rd, Pierce AK, Johnson RL Jr, Winga ER, Harrell WR, Curry GC, Mullins CB.
Hypoxemia in pulmonary embolism, a clinical study.
J Clin Invest. 1971 Mar;50(3):481-91.

254. Winchell RJ, Hoyt DB, Walsh JC, Simons RK, Eastman AB.
Risk factors associated with pulmonary embolism despite routine prophylaxis: implications for improved protection.
J Trauma. 1994 Oct;37(4):600-6

255. Wood KE.Major pulmonary embolism:
review of a pathophysiologic approach to the golden hour of hemodynamically significant pulmonary embolism.
Chest. 2002 Mar;121(3):877-905

256. XXII ème conférence de consensus en réanimation et médecine d'urgence :
CIVD en réanimation (2002)

257. Yoshinaga T, Ikeda S, Nishimura E, Shioguchi K, Shikuwa M, Miyahara Y, Kohno S.
Serial changes in negative T wave on electrocardiogram in acute pulmonary thromboembolism.
Int J Cardiol. 1999 Dec 15;72(1):65-72.

258. Zieve PD, Levin J.
Bleeding induced by anticoagulant drugs.
Major Probl Intern Med. 1976;10:80-8

TABLE DES MATIERES

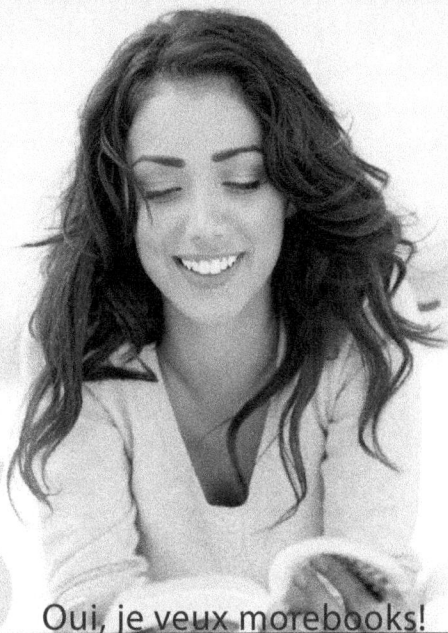

* 9 7 8 3 8 3 8 1 7 1 8 6 9 *